総合診療医メンターブックス 2

総合診療医
クロニクル

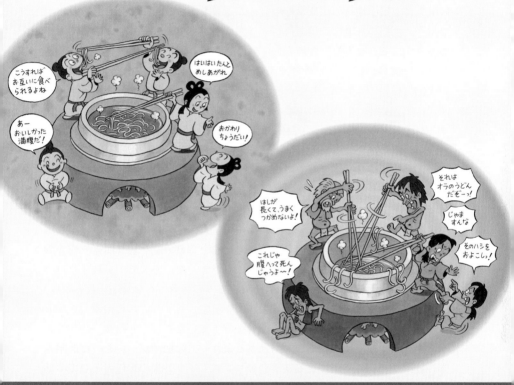

著者
橋本正良
埼玉医科大学 総合診療内科 教授

推薦のことば

　この度，埼玉医科大学総合診療内科教授の橋本正良先生が，「総合診療医クロニクル」を発刊されるにあたり，一言推薦の言葉を申し上げます．

　埼玉医科大学は，明治２５年設立の毛呂病院という地域の総合病院を母体に昭和４７年に開設をされました．毛呂病院時代から現在まで，一貫して地域医療の充実や地域の医療水準の向上が重要なテーマの一つとして取り組んでおり，実際の医療の現場で役に立つ医療者を育てることが，大学の使命であります．そのような理念のもとで運営されてきた埼玉医科大学病院は，本学グループの病院群において，High Quality Teaching General Hospital という位置づけで，大学としての教育研究だけでなく，特定機能病院としての役割に加え，地域の医療の中心を担う存在でもあります．

　ご案内のように日本は少子高齢社会となり，今後は，高度医療，急性期医療，慢性期医療，在宅医療から福祉・介護までの垣根のない連携が求められます．これからの時代は，高度医療の専門家だけでなく，優れた人間性と総合的な診療能力を併せ持ち，介護と福祉に対する理解の深い医師の活躍と養成が期待されるところであります．本学のその中心を担っていただくため，橋本正良先生にご赴任いただきました．橋本先生は，国内外においての様々な診療のご経験を通じ，日本に存在のなかった総合診療の道を切り開き，総合診療医のパイオニアとして長く活躍してこられました．そして，卓越した診療能力に加え，温かなお人柄で丁寧に一人ひとりの患者さんに対応される姿は，診療医の鑑とも言えます．また若手医師や学生に対する優れた指導力も持ち合わせており，これから多くの後継者を育てていただけるものと期待しております．また診療においては，出来うる限り一人の医師が，一人のご高齢の方の健康や疾病の相談に乗る高齢者のワンストップ外来の責任者としてご活躍いただくことを期待しております．

　本書が，これからの総合診療医を目指す方々を含め，総合診療医のパイオニアとしての橋本先生の貴重な経験を本書を通じて追体験していただく絶好の書となることを願ってやみません．

2015年10月　埼玉医科大学理事長　丸木 清之

contents

序にかえて ……………………………………………… 1

I　端緒 ……………………………………………… 11
1. はじめに　なぜ「総合診療医」を目指したか？ ………… 12
2. 総合臨床医を養成する防衛医大に入校 ……………… 14
3. 特殊な大学教育 (男子大学，全寮制，訓練付，
　　東医体に入れない) ………………………………… 17
4. 医学教育カリキュラム ……………………………… 24
5. 遺書のすすめ ……………………………………… 26
6. 医師国家試験直前の進路決定 ……………………… 29
7. 陸上自衛隊幹部候補生学校とは？ ………………… 32
8. 研修医生活 ………………………………………… 37
9. ECFMG 合格と米国レジデンシーの現実　2% ……… 42
10. 高谷先生のお供で米国医療施設見学
　　Sanford との出会い ……………………………… 46
11. 部隊勤務　痴漢が越してきた？
　　うれしい悲鳴と悲しい悲鳴 ………………………… 51
12. 他人の言う「やめたら」との戦い …………………… 58
13. 京大胸部疾患研究所への通修 ……………………… 62
14. 結婚と面接試験 …………………………………… 65

II　米国で研修 ……………………………………… 69
15. 米国 Family Practice の歴史とプログラム内容 ……… 70
16. 捨てる神いれば拾う神もいる　Dr.Reed との出会い …… 76
17. 3 年間の Family Practice Residency 開始 ………… 82
18. 彼我の違い—診察室の構造　EBM と Sanford ……… 85

19. 英語での失敗談 ･････････････････････････････ 91
20. 杉浦千畝のこと ･････････････････････････････ 99
21. 上級レジデントとして ･･･････････････････････ 103
22. 2人で渡米して3人で帰国････････････････････ 108

Ⅲ 留学後，アフリカで論文を書く ･････････････････ 115
23. 帰国に際して「男性読者限定」･･････････････････ 116
24. 東大老年病科での研究開始と
　　モザンビークP.K.Oの打診 ･･････････････････ 121
25. 臨床研究の面白さ―女性ホルモンと血管反応･･････ 126
26. アフリカで論文執筆 ･････････････････････････ 132
27. 普通の有難さ ･･･････････････････････････････ 136
28. P.K.O期間中の事故 ････････････････････････ 143

Ⅳ 日本国内での大惨事に遭遇 ･････････････････････ 147
29. 日本国内での大惨事
　　阪神淡路地震と地下鉄サリン事件･･････････････ 148
30. 臨床研究の被検者の方々との思い出･･････････････ 153
31. 韓信の股くぐりと「れんこん」･･････････････････ 158
32. 朝霞駐屯地医師として―今できることは何かを考える･･･ 162

Ⅴ エビデンスを創る臨床研究 ･････････････････････ 167
33.（1）エビデンスを創る臨床研究－赤ワイン ････････ 168
33.（2）エビデンスを創る臨床研究－肥満 ･･････････ 176
34. 東大学位取得での一悶着 ･････････････････････ 181

contents

VI 神戸大学での総合診療 ・・・・・・・・・・・・・・・・・・・・・・・・・・・ 185
35. 防衛医官から大学准教授へ―ヘソだし女子学生 ・・・・・・・・ 186
36. （1）神戸大学医学部総合診療部の創成期 ・・・・・・・・・・・・・ 190
36. （2）外来診察室の紹介 ・・・・・・・・・・・・・・・・・・・・・・・・・・・・ 195
37. 臨床教育の重要性―SP 参加の医療面接 ・・・・・・・・・・・・・・ 198
38. 新臨床研修制度について ・・・・・・・・・・・・・・・・・・・・・・・・・ 200
39. 「大リーガー医」招聘と兵庫県からの寄付講座
　　　―プライマリ・ケア医学 ・・・・・・・・・・・・・・・・・・・・・・ 206
40. 妊娠出産経験と動脈硬化―あきらめない論文投稿 ・・・・・・・ 210

VII チャレンジし，あきらめない ・・・・・・・・・・・・・・・・・・・・・ 219
41. 「アタック 25」参加に至る経緯 ・・・・・・・・・・・・・・・・・・・・ 220
42. 医師を志す皆さんへ―K 受験予備校で講演 ・・・・・・・・・・・ 230
43. 天国と地獄 ・・・・・・・・・・・・・・・・・・・・・・・・・・・・・・・・・・・・ 250
44. 理想の総合診療医とは ・・・・・・・・・・・・・・・・・・・・・・・・・・・ 253
45. 埼玉医科大学での新たな挑戦 ・・・・・・・・・・・・・・・・・・・・・・ 258

Index ・・ 263

序にかえて

序にかえて

序にかえて

著者　橋本正良氏に聞く

インタビュア：廣岡伸隆氏（防衛医科大学校総合臨床部）
　　　　　　　学生（小林尭広氏，防衛医科大学校　第5学年）

これから，「総合診療医クロニクル」という本を若い医師に向けて，作っていこうとしています

廣岡：日本プライマリ・ケア連合学会誌の第37巻1号（2014年1月号）のインタビューを見ますと，橋本先生は米国でレジデンシーの臨床診療を学び，帰国後大リーガーの医師を招聘したり兵庫県の但馬地方で地域医療の教育に関わり，さらに臨床研究もしています．このように診療・教育・研究の3本柱を全部カバーしている先生は非常に少ない．医師のキャリアを作っていくうえで，診療能力はしっかり持っていて，教育もする，研究もする，という形でキャリアを構築する方法もあると思います．私が，橋本先生がやってきたこと，現在されていることをお聞きして，本作りに役立てようというのが今回のインタビューの経緯です．
学生：本書のメンターシリーズについてお伺いします．

序にかえて

弊社のメンターシリーズは，良き指導医の先生が，ご自身のライフワークのテーマを展開するもので，1冊目は，「理論と直感で危険なサインを見抜く」（佐仲雅樹先生）で，次が本書です

橋本：あの本は特色がある本ですね．

―現在，総合診療医は喧伝されていますが，ロールモデルが望まれています．本日は学生さんからも橋本先生にご質問を出していただいて本作りに役立てたいと思います．

廣岡：私は若いころは，橋本先生や三重大学の竹村洋典先生や水戸協同病院の小林裕幸先生が海外に行っていたことを知っていました．大学自体が総合診療医を作ろうとしていました．それをどのようにして具体化していくのがよいのかわかりませんでした．海外に行くのは一つの手段でしたが，それ以外はあまり手段が見つかりませんでした．本当にその分野で医師として生きていくのがいいのだろうかという漠然とした疑念がありました．

学生：私は，総合診療についてはたいへん興味がありますが，その端緒は，漠然と海外に行ってみたいという気持ちがありまして，防衛医大ともう一つの大学に行って海外へ，という選択肢の中で医師の道を選んだのですが，医師で海外留学ってどうするのだろうと思っていた時に，橋本先生が防衛医大に講演で来られ，そこで米国留学した時のお話を聞きました．レジデントになるときの苦労話などを伺い，具体的に海外留学に目覚め，そこで初めて総合診療という分野を知ったのです．医学部2年生でした．そこから海外留学に興味を持ち始めました．いろいろな科の授業を受けたのですが，自分の地元は北海道なのですが，北海道の医師の話を聞きますと，消化器，循環器をやっていても，結局は総合診療能力というものが求められる場面が多い．将来自分も，北海道に帰って総合診療に携われたらと思っています．家庭医療，総合診療をやるうえで，米国に行ってFamily Medicineを学んできたい

序にかえて

と思い始めています．向こうでレジデンシーできるように，米国の国家試験を勉強しています．

廣岡：若い医師は，まだ研究は…と思う人もいるでしょうね．長いスパンで，キャリアを重ね，読者が歳を重ねると本書に研究が含まれていいと思いますが，初めは医師として一人前になるとか，identityを確立するという事柄があった方が，目指している人にとってはいいでしょうね．「目指す人のために」というのであれば，3本柱を並列するのはいかがなものか．最初は臨床教育が来ると思いますが，後半は，まだ読者は研究に目が向かないと思います．

専門医制度は大きな変革期ですが，その辺の事情はどうなのでしょうか

学生：学生の立場からは気になるところです．総合診療に行くという人も，最初から総合診療に行く人と，specialtyを学んでから総合診療に行く人とがいます．その兼ね合いがわかりません．

橋本：総合診療専門医の制度論議は流動的ですね．漏れ聞くと，各大学で地域枠の学生に離島の経験などを必須にするというような話で，米国のFamily Medicineとは異なります．この際婦人科のPap smearなどができるのかなと思っていたのですが，方向性は違います．現在の情報だと，小児科と救急と一般内科の診療ができるような専門医を養成したいというような専門医認定機構の発言をお聞きしました．したがって詳細については，今は言いにくいと思います．

このような魅力や，過去の例があるということが示せると，目指す人には有用です

廣岡：少なくとも，そのような制度を作ろうという時代にあるということは，総合診療という一つの分野ができるということです．たぶん橋本先生が米国に行かれた時は，日本でも防衛医大の中でも，総合診

序にかえて

療がどういう風になるのかわからないという流動的な時だったと思います．流動的で，わからないけれど，何か魅力があるから，自分は行ったというようなストーリーがあるといいような気がします．単に興味があるというだけだとアピールしないと思います．時代は確実にそのような制度を作ろうとしているが，全貌は見えない．みんなで一生懸命作っていくにあたって，このような魅力や，過去の例があるということが示せると，目指す人には有用ではないでしょうか．

橋本：私は特殊ですから，特殊な医学部を出て，特殊な経験をしていますから，他人と変わったことばかりしています．この機会に，自分の経歴をじっくり書くのも面白いかなと思います．以前某出版社と本の企画がありました．「防衛医官，総合診療を目指す」というようなタイトルで出すと面白いのではないか，PKO，米国，神戸の経験を書いてみようという話だったのですが，それだと読者が限られるということで企画は消えました．今回は，経歴の順番に，書いてみたいと思います．

廣岡：ストーリー性があって，自叙伝的なものほうが受け入れやすい．

橋本：読み物としてはおもしろいかもしれませんね．

廣岡：その中で，読者が，制度も考える．よく聞くのは，後期研修くらいになると，家庭医，総合診療医のidentityをどのようにして確立していくか，という質問です．それが他科よりも難しいのです．それに対して，本書は，ある程度の回答を，ストーリーの中で，1例として示すことができるのではないでしょうか．海外でなくとも，今は後期研修のプログラムが日本でもでき，正式に認める方向に動いていますので，そのようなことが示せればidentityの確立の手助けになると思います．

序にかえて

私は時系列で書いていくのがいいのかなと思います

橋本：「理論と直感で危険なサインを見抜く」を読みますと，面白いので，私は時系列で書いていくのがいいのかなと思います．診療，教育についても，このようなことを考えたのでこうしたということが書けると思います．学生時代，研修医時代，米国時代，PKO時代というように分けて書きたいと思います．ただ特殊なので，読者が限られてしまうかなという危惧もあります．

——本には，出版する時代的背景があると思います．たしかに数年前でしたら読者が限定されたと思いますが，今は総合診療の変革期です．どうぞこの機会に先生のお考えを展開していただきたいと思います．

学生：橋本先生の歩んだ道は，自分にとって人生地図の道しるべになると思います．

廣岡：橋本先生の歩みを読むことが自分の歩みに役立つし，必ずしも海外に行かなくとも，制度ができて後期研修が整備され，地域医療に参加する時代であることがわかると思います．学生はまだ，家庭医，総合診療医になることがいいのだろうか迷いがあるのではないでしょうか．

学生：私も初めは不安でした．総合診療をやって果たして，道がそもそもあるのか．総合診療が今はやりで，皆そこに行きますが，実際働き口が少なくてということがないのかと思うことがあります．初期研修，後期研修，その先どうなっているのか不明瞭なところもあります．本書にそのようなことが書いていただけると，自分の将来プランに役立つと思います．そこがはっきりすれば，ジェネラル・マインドをもった学生がスムーズに進めると思います．

橋本：専門医認定機構がどのようなことを示すのかわかりませんが，私がこうしたらよいという提言はできると思います．

廣岡：Identityを確立するには，一人前の医師になるための方略，研

序にかえて

修プログラムが関与すると思いますが，橋本先生のストーリーに興味を持つ人は多いのではないでしょうか．私は，橋本先生に巡り合い，先生に興味を持ち，先生と同じように米国留学の道を選びました．

道を切り拓いたパイオニアの事例が，われわれの励みになるのです
学生： 道を切り拓いた事例が，われわれの励みになるのです．ご自身の経歴を振り返り，書き起こすというのは，われわれの大学の学生だけでなく，広く全国の医科大学の学生にも有意義だと思います．
—地域で活動するというのは，泥臭い部分があるような気がします．その泥臭さがパイオニア精神には重要なのではないでしょうか．先日日本プライマリ・ケア連合学会誌の仕事で，本年度永井賞（昭和38年に実地医家のための会を創設され，本学会の前身である日本プライマリ・ケア学会設立の一翼を担われた永井友二郎先生の功績を讃える賞）受賞者の，在宅医療のパイオニアである鈴木荘一先生にお話をうかがいました．そこで自転車で往診しているご子息の鈴木央先生を見かけましたが，その泥臭さがこれからの地域では頼りにされるという印象を受けました．
橋本： 在宅医療は重要です．総合診療専門医は制度化されますが，その中身はまだ確立はされていません．
　さて，本書は時系列で書き進めて，日本の総合診療に対する提言，診療能力の要点を示したいと思い始めています．

過渡期の中で総合診療を考えるのが本書です
廣岡： 私は，橋本先生がステップアップしてきた過程をみて，昔防衛省が総合診療医を養成しようとして，制度がない中で，自分たちがどうにかしないといけないと言っていた状況と，今の状況が似ていると思うのです．今回は国が動き始めているのですが，そのような動きが

序にかえて

ない前に，先取りして，目指していた人たちがいて，道を作ってきたわけです．

学生：過渡期にあるのは，今も昔も一緒だと思います．私の大学では，学生のあるべき姿として，総合診療医を育てる，と書いてあるのですが，そのシステムがあるかというと…．私も地域で総合診療を活用したいと願っていますが，せめて家族全体を診ていくシステム作りに貢献できたらと思います．

橋本：米軍では家族単位で動きますから，Family Doctor は家族全体を診るのが役割となっています．ある意味で英国のプライマリ・ケア医に近い役割を担っています．英国は制度として行っているので窮屈なところがありますが．

　昔日本医師会がかかりつけ医という言葉を作ったのは，患者が眼科，耳鼻科などのかかりつけ医を持つという意味でした．米国の家庭医制度をそのまま移入すると自分たちの既得権益が脅かされることを恐れたからです．しかし米国の家庭医は一人ですべての相談を受けます．たとえば耳を診て，鼓膜切開が必要だったら耳鼻科専門医に紹介するということを米国ではしています．日本では保険制度も関係して，医療機関への近接性も容易なので，患者本人がどの診療科へも行ってしまう．それは患者本人にとって不幸な場合もあります．フリーアクセスのために個々の診療情報がほかの医療機関に活かされません．診療の無駄が生じ，情報の共有化ができていません．今回国が進めている総合診療専門医は，患者の健康を含めたコントロールタワーの役割を持たせようとしていると思います．自分ができないところを知っている能力を総合診療専門医は持つように求められます．

廣岡：橋本先生の歩んでこられた経験を書いて，次に日本と米国の差があることも経験されているので，米国にはこのような良いことがある，悪いこともたくさんある．よいところ，魅力的なところを書いて

いただけると，それだけでも貴重ですね．
橋本：自叙伝に，現状と今後の総合診療に期待することを加えることですね．
廣岡：防衛省と文科省のシステム上の良い点，悪い点もお願いします．
学生：比較して論じていただけると，橋本先生は視野が広いですし，先見の明がある本になると思います．
橋本：個人の経験を述べるとなると，帰納法ですね．いろいろな講演で聞かれるのは，先生はどんなことをしてきたのか，何が面白かったのかということですね．ただ手紙をたくさん書いたというようなことも，現在はインターネットの時代なので，ぴんと来ないのではないかということも気になるところです．泥まみれで生きてきましたので．
—先輩の情熱を知った時に，自分はまだまだだと思います．それが読んで，これは価値があったなと思う瞬間です．
橋本：それが伝えられたら成功ですね．
廣岡：橋本先生が講演で話していることが基本にあるとよいと思います．失敗談など．
橋本：本に書けないかもしれませんが，事実を事実として書いてみたいですね．男性だと思って診察し始めたら女性だったり…．こういうことは講演では話しています．佐仲先生の本を読んで，自分は自叙伝を書いてもいいんだなと思いました．書き方も工夫して，読みやすくできると思います．
—この本は，総合診療医を目指す人へのアドバイスを軸に据えて，そこにいろいろなご経験，失敗談を含めて，先生の歩んだ道を説き明かす．そういう本は今までの医書にはなかったと思います．それでは時系列的に，順を追って，橋本先生にご自身の物語をお書きいただいて，そこにアドバイスを盛り込むという書き方で執筆を始めてください．

Note

I 端緒

1. はじめに なぜ「総合診療医」を目指したか？
2. 総合臨床医を養成する防衛医大に入校
3. 特殊な大学教育(男子大学,全寮制,訓練付,東医体に入れない)
4. 医学教育カリキュラム
5. 遺書のすすめ
6. 医師国家試験直前の進路決定
7. 陸上自衛隊幹部候補生学校とは？
8. 研修医生活
9. ECFMG 合格と米国レジデンシーの現実 2%
10. 高谷先生のお供で米国医療施設見学 Sanford との出会い
11. 部隊勤務 痴漢が越してきた？うれしい悲鳴と悲しい悲鳴
12. 他人の言う「やめたら」との戦い
13. 京大胸部疾患研究所への通修
14. 結婚と面接試験

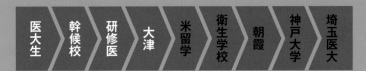

医大生 › 幹候校 › 研修医 › 大津 › 米留学 › 衛生学校 › 朝霞 › 神戸大学 › 埼玉医大

1 はじめに　なぜ「総合診療医」を目指したか？

「島耕作」が好きである．言わずと知れた弘兼憲史氏のヒット作の題名でもあり，主人公である．課長（係長も加わった）から始まり社長を経験し現在は会長とまでなったビジネスマンの立身出世物語である．立身出世と言うと今の若い人達からは敬遠されそうな内容であるが，多くの日本人男性ならだれでも憧れる存在の一人である．

幾多の困難に遭遇しても「ぶれない」自身の考えを持ち，数多くの協力者を得て自分の夢を実現していく生き様に深い感動を覚える．

同じく弘兼氏の描いた「こんにゃく侍騒動記」も大好きな作品である．主君に使える武士が無駄な戦いを潔しとせず，御前試合で真剣を用いての勝負を辞退した柾木征十郎の短編物語である．武士にあるまじき行為として，たとえ一時的に蔑まれても，実力の伴った本当に強い武士としての矜持が明確に示されている．

今から40年以上前「総合臨床医」養成を謳った防衛医大に大いに興味を持った．防衛医大は防衛省（当時は防衛庁）の教育機関であるため文科省の「大学」の名称でなく「大学校」である．興味はあったもののできたての大学校で，私の入校時約35年前には研修医としての卒業生もまだいなかった時代あった．全寮制で男子校？どんな教育？訓練も授業の一環？卒後総合臨床医になれる？数えきれない程の不安要素を持ちながら防衛医大に入った．詳細は本文で紹介させていただくが，その特殊性に驚きの毎日であった．無事に防衛医大を卒業すると次には幹部候補生学校での生活が始まった．その後，初任実務研修（研修医），大津駐屯地，

米国臨床医学留学，国連P.K.O.モザンビーク派遣，陸上自衛隊衛生学校教官，地下鉄サリン事件支援，朝霞駐屯地医官，東大老年病科(加齢医学講座)での臨床研究，神戸大学医学部総合診療部，同プライマリ・ケア医学と様々な体験をすることができた．その間非常に多くの協力者を得て今日に至っている．

先進国にはプライマリ・ケア専門医としてのお手本，ロールモデルや教育体制が存在する．

本書は「総合診療」の概念すら希薄だった頃に日本での「総合診療」創設を願い，愚直にもその夢を追いかけてきた一人の人間の経験談をほぼ時系列でまとめたものである．

個人の恥ずかしい経験が多数記載されている．当初はぼかして執筆しようと考えたが，すべて包み隠さずお話しした方がより事実に近づくと考え，差し支え無い箇所は実名を用いている．医師や患者のみならず，これからの日本の医療にかかわる様々な方々に，私の経験が何らかの参考になれば幸いである．多くの年月が過ぎたが日本で専門医としての「総合診療専門医」が決定された．

メンターアドバイス

仏を作って魂を入れる時期の到来である．

2 総合臨床医を養成する防衛医大に入校

　高校生の頃テレビのニュースを見ていると，埼玉の富士見産婦人科で不必要な子宮全摘が行われていた報道がありました．富士見産婦人科での診療を不信に思った患者が他院婦人科を受診し，事件が(後に不起訴となった)発覚したとの報道でした．その際防衛医科大学校の産婦人科や法医学が報道されていました．

聞いたことのない大学名に興味を覚え防衛医大を調べてみました．すると他大学にはない「総合臨床医」養成を標榜していたことに興味を惹かれました．

　当時の武見太郎日本医師会長と中曽根防衛庁長官が創設した大学校ということもその時知りました．高校1-2年頃は数学や物理など理科系科目が好きだったことから理系大学を志望していました．祖母が糖尿病を長期間患っていたこともあり，医学部もその視野に入っていたと思います．防衛医大は受験時期が早く，秋頃に一次学科試験が行われました．競争率も異常に高かったため(40-50倍)，力試しと思い受験しました．他大学医学部や理科系学部も受験予定でした．幸い防衛医大の一次試験に合格した連絡を受けた頃，母はたまたま近所の伊藤歯科にう歯の治療に通っていました．防衛医大に不安があったせいか私の大学受験のことを何気なく伊藤先生に話したそうです．伊藤先生は歯科大学の学生時代，私の遠縁に講義を受けたらしく，私の家族をとても親身に思って下さいました．

母「息子は物理や化学などに興味があるそうですが，防衛医大と言う大学の一次試験に合格したそうです．」
伊藤先生「防衛医大は確か武見太郎さんや中曽根さんが創った国の大学で，学費から生活費まで国が面倒を見てくれると聞いています．国が責任を

もって医師にするわけだから，とても恵まれた環境で勉強できること間違いないですね．私なら有無を言わさず防衛医大に入ることを勧めるな．」

　歯科治療の帰宅後，母は伊藤先生との上記会話を同居していた祖母(母方母)と話していました．隣室にいた私は何気なくその会話を耳にしていました．母は直接私に話した訳では無かったので，意図的に祖母との会話が私に聞こえるように話したか否かは今となってはわかりません．伊藤先生は第二次大戦も経験されていた先生で，国の庇護があることがどれほどのことか経験から知っていたのだと思います．また，私の遠縁も伊藤先生も私立大学だったことから，官立との比較で，いかに国立が研究費その他で恵まれていたかもご存じだったと思います．自分では「総合臨床医」(当時は総合診療医と言う名称は少なく，防衛医大での呼称です)になれるのであれば，どこの大学でも結構と比較的簡単に考えていました．全寮制や訓練などは，先輩も経験されているし，どうにでもなると高を括っていました．

　父は医師ではなく検察庁と言う役所に勤務していました．父は第二次大戦では出征直前で終戦を迎えたため戦地に赴くことはありませんでしたが，「軍医」の活動やその身分に関しては良く知っていました．防衛医大に関して私が尋ねると，
　「自分で決めることだね．」
と言ったことを思い出します．全寮制での生活も種々の訓練も自分で決めたことなら完遂することができると考えていたようです．一方母は伊藤先生からお話を伺うまでは明らかに防衛医大に反対な様子でしたが，少しずつ態度は変化したように思います．何しろ防衛医大に関する情報に乏しく，自衛隊や防衛庁に勤務する親戚や知り合いが身近にいなかったことが原因と思われます．自分自身もそうでしたが，情報が少ないことで母が不安だったことを教訓に，現在では防衛医大父母会(桜鳩会)顧問にさせていただき，防衛医大の生活，卒前・卒後の医学教育，研修や進路に関して積極的にご父兄母姉に情報提供を行っています．

メンターアドバイス

今から振り返ってみると，伊藤先生からのお話しを私が聞いていなかったら防衛医大には入っていなかったかもしれません．一大決心をして防衛医大に入校となりました．

Note

3 特殊な大学教育 (男子大学，全寮制，訓練付，東医体に入れない)

防衛医大に入ってまず驚くことは男子大学 (当時)，全寮制，授業は勤務であり夏季休暇や冬期休暇の一部が訓練に割り当てられていることでした.

　入校後は生活の全てが国費にて賄われるため，費用は一切かかりません．学費ただ，住居費ただ，食費ただ，光熱費ただ，と今考えても本当に有難い設定です．その代わり 6 年間の学生生活が終わり，医師国家試験合格後には 9 年間防衛省内での勤務が義務付けられていました．便所の鏡一枚一枚にまで「国有財産」とシールが貼られ，朝顔を洗うたびに自分も国有財産の一部化かもと自負した記憶があります．前橋高校と言う県立高校には珍しい男子校から，大学まで男子校になるとは思ってもいませんでした．

　居室は 4 階から 6 階建て宿舎の一室で学生宿舎は 3 棟からなっていました．エレベーターは当然無く，1-4 年生までが 4 人部屋，5 年生からは準個室でした．1-4 年生までは 1 年生 2 名と 3 年生 2 名，2 年生 2 名と 4 年生 2 名で生活しました．4 人部屋ということで麻雀は厳禁，見つかると厳罰，舎内での飲酒不可，健康上は悪いものの喫煙のみ可でした．2 年先輩と生活を共にすることで学んだ共同生活の知恵はその後の社会生活で大変役立っています．

　外柵が設けられ外出するにも指導官と言う舎監のような役目の自衛官に理由とともに申し出て，許可を得てからでないと外出できませんでした．制服の上着やズボンにはプレスが必要で，手で触ると切れてしまうような「カミソリプレス」状態に保ち，靴は常にピカピカにしておくことを指導されました．歴史のある英国ならびに各国士官学校の制度と基本的には同じだと思います．紳士たるものの躾を，有無を言わさずその教えを受けた

ことは，今となっては有難い体験です．靴磨きは嫌いな作業の一つでしたが，40歳も越えてくると今では大好きな週末のリフレッシュメントとなりました．ちなみに病棟実習で回ってきた観察眼のある神戸大学の学生から「橋本先生の靴は学内で一番ピカピカだ」と言われたことがあります．

　食事は朝昼夜と大変美味しく，栄養価も計算されボリュームも満点（最近この表現はあまり聞かなくなりました），一日の総カロリーはゆうに3,000Calを超えているとの噂でした．そのため体育系の部活動に所属しないと見る見るうちにメタボ体型になってしまいます．そのため多くの学生が最低一つは体育会系のクラブに所属していました．なにしろ全寮制ですので好むと好まざると毎日が合宿状態です，，，．

　入浴は20-30人が入れるような大きな湯船が2つありました．また体育館横には24時間使用可能なシャワーも常備されていました．ハード面での生活環境は非常に恵まれ，文句の言いようもありませんでした．反面多くの規則や強制事項があり，プライバシーが保ち難いことが欠点でした．起床時刻が決まっていて，起床時にすぐさま屋外に出て点呼の実施，また夜間は夜間で舎内廊下にて就寝前の点呼，消灯時刻の厳守が毎日の日課でした．

　「6年間も耐えられるのか？」が入校当時の偽らざる感想です．
しかし人間は環境に適応できる生き物です．入校後1か月もせず，私の場合は順応できたようでした．

東日本医科学生総合体育大会（東医体）に入れない？

　いつの間にやら21世紀最初の東日本医科学生総合体育大会の主管校として，防衛医大がその大役を果たせたことを耳にしました．主管校はおろか，私の在校時は「東医体加盟」自体が大問題であり，私は「東医体加盟」のために身を捧げた卒業生の一人であります．後輩の方々には防衛医大と東医体との歴史に関して知っていただきたく，おぼろげながら自分の記憶を思い起こしながら，学生時代を回顧し，自分がかかわった東医体への参加について少々述べさせて頂きたいと存じます．

I 端緒

　私が学生時代に最大の時間とエネルギーを費やしたことは，剣道部としの部活以外には東医体への参加に関してであります．入校し剣道部に入部すると同時に，1年先輩の市来浩人先生(7期生)から勧められるままに，学友会の体育系委員として雑務を仰せ付かりました．8期生では小林啓二，後藤治彦の両君が一緒に仕事をしてくれました．時の体育系委員長は田中良弘先生(6期生，ラグビー)でした．体育系委員の仕事は毎週水曜日，午後10時の点呼後に主将会議もしくは連絡会議を行い，体育系各組織の抱える問題点(財政，行政，ex.体育館での剣道，空手，バスケの使用時間割り，年間予算割り当て)を討議することと，東医体にいかにして参加するかでした．

　昭和57年当時は防衛医大が創設され約10年が経ち，数々の部，クラブ，同好会が存在し，幾つかの体育系組織は関東医歯薬獣大会に参加し，かなりの成績をおさめていました．東医体に関してはその存在は防衛医大の学生には十分に承知されていました．しかし，1-3期生が学生だった頃に，その当時の東医体主幹校にて防衛医大の東医体参加拒否の決議がなされているという情報が存在し，如何にしたら我々が東医体に加盟できるのかは学生の関心事でありました．
　参加したい理由の一つには，参加できないことは他の医学部や医科大に防衛医大の存在を認めてもらっていないといった不満から，またそれなりの成績をおさめていた体育系組織がさらなる活動の場を求めていたことに起因したと思われます．東医体の評議委員から見れば，防衛医大を加盟できない(させたくない？)理由には主に2つあると判明しました．1つは東医体の規約に大学校の存在を認めていないことを盾に取った，防衛アレルギーのあること．もう1つは防衛医大が参加すると各種競技で上位を独占されるのではないかといった不安の存在でした．

　東医体は夏，冬の年2回，夏冬それぞれの主幹校が実際の事務，競技運営を行い，開催されていました．学生が主体の運営ではありますが，

冬の大会でのスキー競技場の設営には北海道の自衛隊の協力もなされていたと耳にしています．当時第26回大会夏の主幹校は帝京大学でした．帝京大学は我々防衛医大に好意的だとの情報から(出所不詳)，訳もわからず田中先生，松熊晋先生(7期，サッカー)にくっついて帝京大学にお邪魔し，運営委員の面々とお話しをした記憶があります．運営委員の方から

「防衛医大は当然東医体に参加すべきですし，うちの大学ならびに大学の教官は防衛医大が好きみたいですよ．」
と言われました．

そこでは防衛医大が東医体に正式に参加するにはどうすれば良いかが話し合われました．東医体の運営は各大学の学生代表の組織する評議委員会と各大学の教官の組織する理事会，の2段階で重要事項が決定されていました．そこで，帝京大学の東医体運営委員の方々は，我々がオブザーバーとしてまず学生代表の組織する評議委員会に参加し，徐々に参加の意向を議題にあげていってはどうかと提案されました．そもそも学生代表の組織する評議委員会は主幹校が議事進行の主導権を握るため，主幹校の運営委員が防衛医大の東医体参加といった大変な議題に対して好意的でない限り，評議委員会へのオブザーバー参加さえ覚束なかったのです．この時，久しく遠ざかっていた東医体が幾分近くに見えてきたような感覚を持ちました．

東医体加盟には何しろ防衛医大の体育会系クラブの参加意思が無ければ始まりません．体育系主将会議にて全主将に東医体加盟の参加意思を確認したところ，全主将の合意が得られました．その後，体育系委員は東医体参加に向けて，たくさんの事務書類を準備しました．以後我々体育系委員の仕事は通常の仕事(故鶴留先生との良好な関係構築，各部への予算割り当て，苦情処理等)と年2回の東医体評議委員会に参加することとなりました．評議委員会では東医体への参加意向を議題として取り上げてもらい，協議していただき，参加の是非を評議委員会にて可決

してもらい，理事会にて承認していただくといった長い道のりをとることとなりました．帝京大学の後は秋田大学(冬)，聖マリアンナ医大(夏)，山形大学(冬)，自治医大(夏)と評議委員会の場をかえていくこととなりました．

秋田大学では松熊先生，秦美暢先生(7期，剣道，学友会長)，市来先生と私の4人が秋田に赴きましたが，我々がオブザーバーとして評議委員会に参加することですら評議委員の各人の賛否が採られました．

「参加資格の無い防衛医大の学生が来ているようだが，評議委員会に参加して良いかどうかをまず決めなくてはならないのでは？」
といった発言がなされ，オブザーバーとして評議委員会に参加することの賛否が採られました．幸い過半数を超え，参加させていただけたものの，
「何故こんな屈辱的な扱いをされるんだ？」
と私は心の中で思いました．結局その会議ではオブザーバー参加が許されただけで，防衛医大の東医体加盟問題は議題にさえ取り上げてもらえませんでした．

続く聖マリアンナ医大では真坂さんという方が運営委員長で，事前に頻繁に聖マリアンナ医大の位置する川崎市に足を運び，東医体への参加意向を議題として取り上げてもらえるように協議しました．我々体育系委員は防衛医大の体育系各部の歴史，活動状況を詳細に記載し，一部50ページにもわたる資料を作成し，事前に評議委員に渡していただくように聖マリ運営委員に提出しました．この当時ワープロが学友会にはいり，同級生の福島功二君(8期，バレー)にお願いし，体育系各組織から集まった資料をワープロ入力していただきました．この当時は福島君と池川和哉君(9期，バレー)の2人しか，ワープロを十分に使いこなせなかった時代だったのです．

同時に間宮学校長，尾形教授，剣道部長であられた故井出教授にもお話しにあがり，各大学の理事に連絡をとっていただき，我々が東医体に

参加したい意向を告げていただきました．にもかかわらず聖マリアンナ医大での評議委員会では，他大学自動車部員からの自動車競技を東医体の正式競技種目として認めるか否かの協議が先行し，我々の加盟問題は議題としてすらとりあげてもらえず，時間切れに終わってしまいました．

　冬季大会主管校の山形大学では議題として取り上げてもらえたものの，評議委員からもっと時間をかけて協議すべきだとの発言があり，継続審議と決定．
　続く自治医大においては幸運にも西野徳之さん(6期西野先生の弟さん)が運営委員長をされました．彼，ならびに自治医大役員の方々のお蔭で，審議に審議を重ね，評議委員会が午後4時から8時過ぎにおよび，採決にようやく辿り着きました．会議の途中では
　「帰りの新幹線の時間が無くなるので再度継続審議にしてはどうか？」という評議員もいましたが，我々は継続審議でこれ以上時間がかかっては困ると述べました．
　我々と各大学の評議員のやりとりがあり，最終的には西野さんの采配により決がとられました．
　結果は賛成14，反対4，棄権12(私が覚えている範囲ですので数に多少の違いがあるかもしれません)にて棄権が多く過半数を獲得することができず，東医体への参加は見送られることとなってしまいました．

　その日から幾数年が経ちました．私自身は国家試験，初任実務研修，部隊配属，，，と，あれだけ東医体，東医体と騒いでいた事は過去のこととなっていました．先日後輩から全医体にて剣道で防衛医大が優勝したとの吉報を聞き，一体いつ東医体に参加したのだろうかと思うと同時に安堵したことを思い出します．当時我々が東医体の参加活動を行っていた際，加納学校長は
　「いずれ向こうの方から東医体に入って下さいという日が来るよ．」と言われたのを思い出します．しかし，当時の私自身は東医体に加盟出

来ないことは，日本の医学部の中で自分達の存在を認めてもらっていない事だ，と勝手に思い込んでいました．それ故自分なりに一生懸命になって東医体加盟に若き日のエネルギーを注ぎ込みました．私が学生の頃は結果として東医体には加盟できなかったものの，体育系委員として精一杯活動したという晴れ晴れとした敗北感で一杯でした．

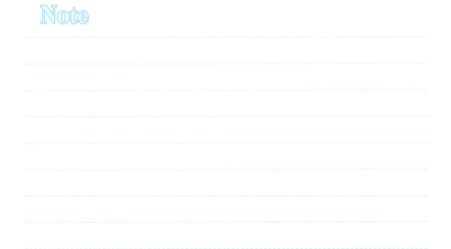

メンターアドバイス

　時は流れて防衛医大の東医体加盟云々どころか，主管の重責を果たすまでになりました．防衛医大も他の医学部に認めてもらうどころの時期ではなく，その特徴と特長を発揮すべき時代に入ったものと思われます．我々体育系委員の活動を常に温かく見守っていただいた故鶴留先生ならびに同期で不幸にも夭折された小林啓二先生にこの場を借りて感謝申し上げ，お二人のご冥福をお祈り申し上げるとともに，後輩諸君のさらなる健闘を祈念致します．

Note

4　医学教育カリキュラム

　4月に入校すると訓練期間があり，歩行訓練や基本教練が行われました．医学部に入った実感どころか，全く違った世界に入ってしまったのではないかという不安もあり，同級生や友人知人から他大学医学部のカリキュラムを入手した覚えがあります．訓練はあるものの，教育カリキュラムは他大学医学部と変わりなかったように思います．医学教育時間内に訓練を実施することができないため，夏季休暇や冬期休暇中に訓練期間が組み込まれていました．つまり他大学の医学生に比べると夏季休暇や冬期休暇が訓練のため短く設定されていました．1年生は夏の遠泳訓練が千葉の館山であり，その準備のため7月に入ってからは午後から夕方に校内プールでほぼ毎日水泳訓練がありました．「エ〜ンヤコラ」とみんなで掛け声をかけながら泳ぎました．館山での遠泳訓練当日は約2時間海水につかり4kmを泳ぎ切りました．終了時には疲労のため浜辺からすぐには起き上がれなかったことを思い出します．校内プール，館山と日々炎天下で水泳訓練を行っていたため顔も全身も真っ黒に日焼けしました．入校式の4月から家には帰省せず，8月に入り夏季休暇のため初めて実家に帰省しました．私の顔を見るとあまりの黒さに仰天した母は「自分の子供とは思わなかった．東南アジアからの留学生かと思った．」と述懐していました．

　「お元気ですか？」と尋ねられるときは，冗談交じりに，
　「首から下はね．」と返答としています．防衛医大に入って訓練や部活動(剣道部所属)で鍛えられた身体はいまでも財産です．同時にあの訓練を完遂したという体験は脳に対しても「自分はやれる」と言う自信やpositive feedback に必ず繋がっていると思います．

I 端緒

　環境の変化に適応することで精一杯だった1年生から無事2年生に進級した時のことです．おぼろげながら将来や「総合臨床医」について考える余裕が出てきた頃の話です．今のままで，他大学医学部のカリキュラムと変わらない防衛医大のカリキュラムで「総合臨床医」になれるのか不安を感じていた頃でした．当時学校長宅が校内にあり，2年生5人程度が招かれ学校長とのお茶会が実施されていました．加納学校長は過去にセイロンに行かれた経験から，本格的な紅茶での「お茶会」でした．私が参加した機会に勇気を出して加納学校長に聞いてみました．

私　「防衛医大の医学教育カリキュラムは他大学医学部と変わっていないようですが，これで総合臨床医になれるのですか？」
学校長　「君達だ．君達が日本での総合臨床を創るのです．米国でのFamily Practiceを学んで欲しい．」

と回答されました．単純な私は米国のFamily Practiceとやらを経験しないと総合臨床医にはなれないらしい．それなら米国に行くように準備しなくては．とこのとき決心した記憶があります．どんな準備が必要で，Family Practiceの研修期間はどの位なのか等々，全く知らなかったにもかかわらず，，，，．愚直が故の無謀な決心でした．(Family PracticeやFamily Medicineが当時日本で紹介されていた総合臨床，総合診療，家庭医療，プライマリ・ケア専門医のコースでした．)

> **メンターアドバイス**
>
> 　今から考えれば校是として「総合臨床医」養成を掲げている教育の責任者が，自分の大学のカリキュラムでは総合臨床医になれない，と言っているわけです．無責任な発言ではありましたが，この時加納学校長に質問しなかったら，加納学校長が正直に回答されなかったら，私は違った道に進んでいたかもしれません．米国臨床留学の契機は確かにこの時でした．

5 遺書のすすめ

「どうしても防衛医大の後輩たちに話がしたい．」という私の願いがやっと叶い，平成22年9月17日，防衛医大の臨床大講堂において在校生を対象に独演会を開催させていただきました．

　当日は早川学校長，菊池副校長，望月副校長を含め，臨床大講堂が一杯になる350人程度のご参加をいただきました．講演前の控室で学校長と副校長にお目にかかりましたが，私が学生の頃に授業でお会いして以来，25年ぶりの再会だったかもしれません．あっと言う間の時間の流れに「浦島太郎」状態で講義室誘導されました．臨床講堂も当時のままで，理由もなく悶々としていた学生時代を思い出していました．
多くのことを後輩の皆様に伝えたい一心で，若者の熱気と残暑厳しい講義室の中，休憩なしで2時間程度お話しました．防衛医大入校から幹部候補生学校，研修医時代，駐屯地勤務を含め，現在の職場である神戸大学医学部に至るまでの経験談を披露させていただきました．

　講演中「学生時代にやっておくべきこと？」の質問があり，遺書を書いたらどうかと学生に勧めました．これは私の防衛医大5年生の夏休みの経験からの提言です．5年生だった私は，夏休みのすべて(確か35日間)を使い，ヨーロッパの国々を旅することを計画しました．行きの成田→ロンドンと帰りのパリ→成田のフライトが決まっているだけで，あとは自分の好きな時に好きな国や都市に行くと言う，かなり無謀な一人旅です．親や親戚からは反対されましたが，こんな旅行は学生時代にしかできないと勝手に思い込み，決行しました．両親から反対されたため，旅行中不慮の事故に遭遇し，命を落とした際には両親に申し訳ないと思い，遺書をしたためることとなったわけです．

さて，遺書を書き始めると普段気にしなかった家族や友人の有難さ，普通に生きていられる有難さがひしひしと湧いてくるではありませんか．こんな感情は生まれて初めて味わいました．強制の全寮制という不満だらけの毎日が，遺書を書くことによって「幸福な毎日」であったことに気付かされたのです．当時の学生生活で，やれプライバシーが無い，やれ指導官が五月蠅い(失礼!)等々，学生が集まると不満や不自由を口にしていた記憶があります．しかしながら遺書を書いてからは，明らかに自分の中に変化が起きました．学生の皆様には騙されたと思って遺書を書いてみては，とお話ししましたのは以上の経緯からです．不満を述べるのは簡単ですが，現在を感謝できるのは素晴らしいことだと思うようになりました．「吾唯足知（われ，ただ，たるを，しる）」は京都・竜安寺にある蹲踞(つくばい)に刻まれている言葉として有名ですが，まさにこの境地でした．この言葉のように,「足る事を知る人は不平不満が無く，心豊かな生活を送ることが出来る」のかもしれません．

大変有難いことに，聴講された学生の有志から，後日感想文レポートを頂戴しました．複数の方から「遺書の件」は驚きましたとの報告を頂きました．エネルギーあふれる若人には，生の実感は少ないのかもしれません．死と対比することで生を意識できるのかもしれません．同様に現在を歴史の中の過去と対比することや，自国を他国と対比することでより鮮明に自分や自分たちが見えてくるのかもしれません．

> **メンターアドバイス**
>
> 　私は講演を行う際は常に双方向性を意識しています．演者が一方的に話すのではなく，話を聞く側の反応や意見はとても重要だと考えています．学生有志のレポートを拝見し，赤ペン先生ではありませんが，私のコメントを記載し全員分返却させていただきました．こんな形で防衛医大の後輩たちに話ができたり，レポートで感想をいただいたり，さらにそのコメントを書かせていただいたりと，本当に貴重な経験をさせていただきました．
>
> 追伸：返す返すも悔しいのは，当時旅行から無事帰国した際に，もう必要ないやとその遺書を焼却破棄してしまったことです．残っていればその頃の自分が，何をどう思ったかを知る手掛かりになります．遺書をしたためられた方々は，どうか大事に長期保存して下さい．

Note

6 医師国家試験直前の進路決定

　5年生のBSLは臨床各科へのローテーションでした．診療科によって2週間から4週間といった期間のばらつきがあります．当時のBSLでは指導医はいるものの診療参加型でなく，多くが見学型の実習でした．学生はいわゆるお客さん扱いで，どちらかと言えば医師の背後からその診療行為を見学する実習でした．当時も今も変わりない点は，このローテーション中にその診療科から学生の勧誘が行われることです．特にマイナーと呼ばれる診療科では元々の希望者が少ないため熱心な勧誘が夕食会や飲み会の形で実施されていました．マイナー科のみならず内科や外科といった世帯の大きい所でも行われていました．医局長，指導医や学生と年齢の近い研修医などとの食事会が普通でしたが，第3内科では高谷教授自身が4名の学生を所沢近辺の「さなえ」と言う飲み屋に連れて行って下さいました．「さなえ」は防衛医大関係者がよく使っていると噂の小料理屋でした．私の班は川口，鈴木，和田と私の4名のBSLであったため，高谷先生を含めて5名での食事会でした．しばらくの他愛もない歓談後，高谷先生は順に学生の手相を見ると言い出しました．勧誘目的の食事会です，手相を見てそれぞれに高谷先生が何か気の効いた事を言われるのだろうと予測していました．が他の友人達には実に平凡な手相の見立てコメントでした．私の番になって高谷先生に手を差し出すと，先生はしばらくじっと私の手を見つめ，

　「君の手相はすごいぞ．将来必ず天下を取る．」

と言って下さいました．私は単純で正直，思い込みが激しい方です．Family Practiceを日本に創設することを夢と考えていましたので，このお言葉で必ずそれが叶うと思い込みました．この時即座に高谷先生の医局(第3内科)に入局することを決心しました．

高谷先生は当時副校長兼医学教育部長であり，建学の精神である総合臨床が防衛医大に必要だと常々述べられていた先生でした．私が米国でのFamily Practice研修を希望していることを何処かで聞いたための，体の良い勧誘だったのだのかも知れません．
しかし例え嘘であっても，上の先生からの褒め言葉は若い学生にとって起爆剤になることをこの時体験しました．

　一般の医学部では入局は医師の就職先であり，教授は関連病院等への医師の派遣など人事事項に関する権限を握っています．しかしながら防衛医大では卒業とともに陸海空の3自衛隊に分かれて就職するため，それぞれの衛生部が人事権を握ります．防衛医大での入局はあくまで将来の専攻診療科の意味でしかありません．防衛医大での診療科専攻も大事ですが，陸海空のいずれかに就職するかが卒後の進路決定でとても重要となります．実際米軍の医学校である軍保健大学(USUHS: Uniformed Services University of the Health Sciences)では，陸海空の選択後に医学の研修がなされていました．陸海空いずれかの進路選択は6年生の秋頃希望調査があり，比率で陸海空3:1:1に分かれることとなっていました．海の男にあこがれる学生は毎年固定数が存在し，空の自由な雰囲気にあこがれる学生も多数存在します．海や空では一人配属の医官人事もあるため，配属後になって医官が不在では勤務に支障が生じます．私の場合，陸海空の選択に関しては特に希望はありませんでした．しかし，将来米国でFamily Practiceを学ぶことが夢でしたので，自分が米国留学で不在になっても，病院や赴任先の部隊に迷惑がかかり難い，医官の定員人数の多い陸上自衛隊を選択しました．

> **メンターアドバイス**
>
> この時点で私は総合診療と陸上自衛隊を選択したことになり，大げさに言えば以後の人生の進む道がこの時決まったのでした．

防衛医大の学生生活

・BST BSL ポリクリ（Policlinic：外来患者診察室）
　臨床各科をマイナーを2週間　内科など2か月

・第3内科教授　高谷治先生（副校長兼医学教育部長）
　　　　　　　打ち上げ　　　手相

・恩師高谷先生　総合臨床の必要性
　　　　　　　　ECFMG

・6年生　勉強会

・国試の当日　剣道部員の太鼓

Note

7　陸上自衛隊幹部候補生学校とは？

　晴れて防衛医大を卒業すると，組織上は陸海空曹長と言う位を頂戴し，幹部候補生となります．幹部候補生とは幹部候補生学校入校の資格を意味し，幹部候補生学校を卒業することで士官になります．外国でも士官と下士官の間には大きな区別があり，日本でも同様です．防衛医大卒業生もこの幹部候補生学校を卒業しないと幹部(士官)にはなれません．何と医師国家試験受験後から結果発表までの2か月間が，きっちり幹部候補生学校在校期間にあてがわれているのです．普通の医学部の卒業生は医師国家試験が終わるとその発表までの間，海外旅行や長期の国内旅行など，ゆっくりくつろいで時間を過ごしていたと思います．ところがわれわれ防衛医大卒業生はこの期間を，，，．

　陸は久留米，海は江田島，空は奈良にそれぞれ幹部候補生学校がありました．わたしは陸だったため久留米に赴任しました．幹部候補生学校は学生時代からその特殊性を耳にしていましたが，聞きしに勝るとはまさにこのことです．ミリミリとした集団生活を余儀なくされました．ご年配の方は「愛と青春の旅立ち」と言う映画をご存知の方がいるかもしれませんが，幹部候補生学校を舞台に繰り広げられる青春物語で，幹部候補生学校の美しいところのみを抜粋したような映画です．われわれの日常生活は映画とは全く異なり，厳しい規律と日々の訓練，銃の手入れ，高良山走を経験しました．高良山は東京オリンピックでマラソン銅メダルを獲得した円谷幸吉選手が訓練として良く走っていた山だそうです．

　厳しい規律の例をお示しいたしましょう．敬礼は下の階級の者から上の階級の者へ対し先にすることになっています．幹部候補生学校敷地内

では夕方や樹木の陰で上官がいることに気付かないで歩き去ることもあります．その際大きな声が飛んできました．

　木陰に隠れていたと思われる上官「欠礼！！」

　そうです．上官がいたにもかかわらず敬礼をしなかったために，そのことを指摘されました．

　私「すいませんでした．」

と述べるや否や，

　私「一，二！」

と掛け声をかけながら腕立て伏せの準備をし，欠礼を指摘された上官のもとで10回程度腕立て伏せを行います．この時さすがに上官から手は出てきませんでしたが，これは欠礼に対するお仕置きの訳です．私は在校期間中，数回実施するはめに遭遇しましたが，その後は夕暮れ時の構内散歩や樹木の近辺は避けるように暮らしました．

　朝の点呼では起床と同時にベッドメイクするとともに屋外に走り出て，全員で体操を実施しました．食事や入浴時間は厳密に守られ，少しでも遅れると食道も浴室も閉まってしまいました．防衛医大での生活も似ていますが，その徹底の度合いが異なりました．

　日中の訓練は座学をはじめ，土や泥沼上を匍匐前進，2mの高さの木製壁の塀越え，ロープの綱渡り，高良山走，小銃での射撃訓練などがありました．銃を使った日は銃の手入れが必要で，ゆっくりと銃の手入れを行っていたため，食事を逃したり，入浴できなかったりしたことがあります．いずれにせよ複数の「やらねばならないこと」を同時並行的に実施せねばならず，自分の中でやることの優先順位を付け，効率良く行動することを体験できたことは，この後の生活に非常に役立ちました．また，座学で学んだことはすべからく幹部候補生学校へ返納してきましたが，一つだけ記憶していることがあります．

　「敵からの射撃や砲弾の嵐に遭遇した際はどのくらいの時間耐えれば良いか？」というものです．この時，過去の歴史から色々と説明があったと思いますが，答えは「15分」でした．この教えを受けてから実社会で

は上司からの叱責や看護師長からの小言などは15分までは耐えて聞くようにしています．幸い教えの通り15分に及ぶ叱責，小言はほとんど無く，15分言い訳せず耐えることで問題が解決されたこともありました．短期間の幹部候補生学校生活でしたが，その後の人生の教訓が詰まっていました．

理屈の通らない世界，時に辛い経験ではありましたが，時間の経過とともに辛い経験さえもが有難い貴重な経験に思えてくるから不思議です．

ベストセラーだった「女性の品格」の中で著者坂東眞理子女史は，幹部候補生学校のような機関での生活をすることが必要だと述べられていることにとても共感しました．

同じ頃海上自衛隊では同期のメンバーがカッター競技で同時期に入校中だった防大に勝ったとの連絡が入りました．われわれ防衛医大8期生は体力に自信のあるメンバーが多く，さもありなんと思っていましたが，悲劇は防大生に向けられました．医大生に負けるとは何事かということで，全員丸坊主，外出禁止となったそうです．番狂わせは程々にしないといけないこともこの時悟りました．

幹部候補生学校終了時にはマシンガンから発射される実弾の下を100m（程度だったと思いますが，実際の距離は失念しました）を匍匐前進しました．マシンガンは地上3mの高さに置かれ，丈夫なワイヤーで玉の出る方向は固定されていました．教官からの説明では，地上から高く手を上げてジャンプしても弾は当たらないとの説明がありましたが，実弾の下を匍匐前進することは気持ちの良いものではありません．また地上には爆風と爆音，砂煙が上がるようなセットも仕掛けられ，戦闘地域での行動を模して実施されていました．

一般歯科大学卒業の女性歯科医官2名もわれわれと同じ訓練を受けました．匍匐前進終了時彼女らの顔はわれわれ同様，泥と砂で真っ黒と真っ白でした．見てはいけないものを見た気がしました．男のわれわれでもへろへろ状態でした．同期の誰かが女性歯科医官に向かって大丈夫か否か安否を尋ねました．その際返答のために開けられた口から見えた彼女らの「白い歯」は未だに印象に残っています．

　後日彼女らと自衛隊中央病院の廊下で再会する機会がありました．訓練時に見た顔と違い，お世辞ではなくあまりの顔の白さと美しさに
私「訓練の時(の顔)とは全然違うじゃない．ずいぶん綺麗になったね．」
女性歯科医官「これが私の本当の顔なの！」
とそっけない返答で，その後何の進展も望むことは叶いませんでした．

防衛医大卒直後

- 国試から発表まで7-8週間
  　　普通の医学生 vs. 防医大

- 陸上自衛隊　久留米の幹部候補生学校
  　　３人のブス

  ５分前の精神

海上同級生の大活躍　江田島のカッター競技

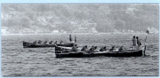

幹部候補生学校（剛健）

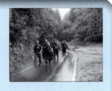

- 肉体・精神　訓練　高良山走競技　円谷選手

- 腕立て伏せ　理屈の通らない世界　　食事か風呂か

- 英語の勉強　　会話クラブ　土日は久留米のホテル
  筋肉マン

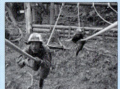
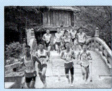
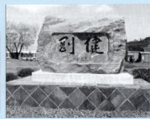

幹部候補生学校

- 幹部候補生学校　機関銃銃弾下をほふく前進
  顔はほこりで真っ白と真っ黒

  同期の女性歯科医官

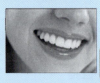

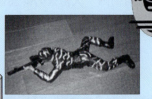

- 幹部候補生学校　卒業後に初任実務研修開始
  　ここでの成績は後々重要

8　研修医生活

防衛医大は創設の当初から研修医にスーパーローテイト方式を採用していました.

　スーパーローテイトとは将来何科に進もうとも, 内科, 外科, 救急, 麻酔と言った診療科を回り, 一般診療で必要な基本的診断方法や治療方法を修得する研修です. 今は全国どの医学部卒業生でもこのスーパーローテイト方式にて研修を行っています. 40年以上も前からこの制度を導入した防衛医大関係者の先見の明に驚かされます.

　無事に幹部候補生学校を卒業すると6月より待ちに待った研修医の生活が始まりました. 防衛医大病院に1年半, 自衛隊中央病院に6か月の計2年が研修期間です. 一学年80名程を4つのグループに分け, 20人弱が6か月を単位に防衛医大病院と自衛隊中央病院を行き来します. 私の場合は最初の1年半が防衛医大, 最後の半年が自衛隊中央病院だったため, 引っ越しの機会が最小限で済みました. 防衛医大には敷地内に研修医官棟があり, 各研修医に個室が準備されていました. 部屋にいる時間は少なく, もっぱらシャワーと寝るだけに使わせていただきました. 2年の研修期間の最初に自分に約束したことがあります. それは,

　「この2年は研修の身. それ故, 自分の都合が優先でなく, 患者や患者家族の都合を最優先して研修しよう.」

ということです. 元々当時の研修医には休暇などあって無いようなものでしたので, 決して大げさな決心ではなかったと思います. 数えきれない失敗をしたと思いますが, 今振り返って「患者や患者家族の都合を最優先して研修」した自負はあります.

麻酔科での出来事

　私は防衛医大附属病院麻酔科から研修が始まりました．手術室で腰椎の局麻や硬膜外麻酔，挿管による全身麻酔さらに患者の状態を把握するための動脈血液ガス採血を指導医とともに経験しました．ある手術中，外科医から患者の切開創からの血液の色の変化を指摘されたことがあります．挿管が終わり患者の状態が落ち着くと上級医は他の手術室へ行ってしまうため私一人が研修医でありながら麻酔医として勤務していました．

執刀外科医「麻酔の先生(私のことです)．切開部分からの出血がいやに黒ずんでいるんだけど,,,.」

と言われ，出血部位を確認すると確かに黒ずんでいます．何故出欠部位が黒ずんでいるかわからず，何をどうしたら良いか戸惑い，おどおどしていると，

執刀外科医「酸素濃度は大丈夫？」

という声に目が覚めました．換気条件を確認するため器材を見回したところ手元の酸素濃度が自分で予定した設定より低くなっていることに気付きました．すぐに酸素濃度を上げ，事なきを得ましたが，冷や汗ものです．換気が十分であれば，酸素化できていないことは冷静に考えれば当然のことです．しかしながら外科医から突然異常を指摘されたため，基本に返って処置を点検することを忘れてしまったのです．同時に自分は誤っていないという過信が招く失敗でした．「プロは基本に忠実である」ことが重要であり，その大切さを身をもって経験しました．手術は共同作業であることもこの時思い知り，医療従事者同志のコミュニケーションの大事さを痛感しました．

S 看護師

　お局看護婦と言われていた２名の看護師が一般外科病棟にいました．S 看護師と O 看護師です．新任研修医は何も勝手がわからず，古参の上記２名の看護師から「いじめ」を受けていました．一般外科は麻酔科研

修後のローテイションであり，初の病棟勤務でした．やっと手術室内のことがわかりかけてきた頃に移動となります．挿管や髄注などの手技は一通りできたものの，一般病棟での勤務は慣れていませんでした．

　ある晩当直だった私はこのS看護師と一緒の勤務となりました．入院患者の一人が尿が出ないため，尿道カテーテルを入れることとなりました．S看護師が患者のベッドサイドまで器材をもって来ると私に目配せして「入れろ」と言っています．BSL実習では見学したことはありますが，自分で入れた経験は無く，どこからどうやって始めたら良いかわかりませんでした．そこで

私「どうやって始めたら良いかわかりません．教えて下さい．」
と素直に言ったところ，

S看護師「研修医なのに出来ないの？」
と患者がいるにもかかわらず目の前で，わざと呆れた風を装い，手技を知らない若い研修医(私)を「いじめ」ようとしているように思いました．生まれつきかもしれませんが，元々「いじめ」を「いじめ」と思わない鈍感力が私にはありました．

私「研修医なので研修中です．尿道カテーテルは見たことはありますが，自分で入れた経験がないので，消毒の順番や手順が良く分からないから教えて下さい．」

　患者の前で未熟な自分を恥ずかしいと思いましたが，私の勝手なやり方で患者に何か不都合があっては申し訳が立ちません．毅然と回答しました．すると

S看護師「しょうがないわね．どの研修医もみんな分かったふりして勝手なやり方でやってるけど．私がやって見せるから見てな．(的な，かなり高飛車な口の利き方でした)」
と言うと実に手際よく消毒・処置を行い，するすると男性患者の尿道にカテーテルを挿入しました．その後そそくさと後片付けをすると，S看護師は病室から出ようとしました．私がS看護師の後に付いて病室を出た時です．S看護師は私に向かって，

S 看護師「あんた将来伸びるわよ.」

と捨て台詞的に言われた覚えがあります．まんざら悪い人ではないと思いました．今までの研修医が知らない事を恥じることもなく知った顔をして処置していたことに，S 看護師は呆れていたのかもしれません．ただし今思えば研修医が聞きたくても聞けない S 看護師の雰囲気にも問題があったと分析しています．その当直での一件があってから，どういう訳か S 看護師も O 看護師も私に向かっては悪い態度は示しませんでした．

外科オーベン K 先生

　外科での研修はオーベンという指導医 (ドイツ語 Oben の転用) 一人に 2 年目研修医一人と 1 年目研修医が一人ないし二人ついて行われていました．私のオーベンは K 先生，2 年目研修医は F 先生で，一年目は私一人でした．K 先生は過去アメリカで外科レジデント 5 年間経験されたそうで，手術は上手でしたが，患者への説明やわれわれにはつっけんどんな口調で話されました．患者への説明は至極簡単で，通常手術日の前日に患者と家族が招集され以下通りのやり取りでした．

K 先生「明日手術です．（大まかな腸の図を描いて）ここに悪いものがあります．それ切って悪いところを取り出します．残った部分をつなぎ合わせて手術は終了です．何か質問は？」
患者と家族「いえ,,,,. 特にありません．何卒宜しくお願いします．」
K 先生「では明日手術室で会いましょう．後の細かいところは研修医のF 先生からお聞き下さい．それでは．」

と言いながら K 先生は F 研修医と私に向かって，後は宜しくと言わんばかりの目配せをされ部屋から出て行かれます．3 分もかからないムンテラ (患者への説明のことで，ドイツ語 Mund Therapy の転用) で感心した覚えがあります．何と分かりやすい説明だと，K 先生のムンテラにいたく感動した私は，宴会でこの K 先生の物まねを何度かして大いに受けたことがあります．

I 端緒

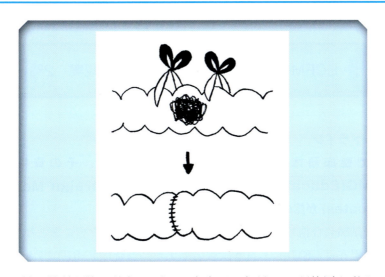

　3か月の外科研修が終わる頃，K先生が2年目のF研修医と私を一緒に食事に連れて行ってくれました．私の将来のことを聞かれた際，総合臨床医，一般内科志望をお伝えすると，
K先生「大体さ，橋本君は内科で必要な細々(こまごま)とした管理は得意そうじゃなさそうだから外科に来たら？」
私「？」

　K先生から細々(こまごま)とした管理は得意じゃなさそうと言われ，少しへこんでいた私に，食事が終わっての帰り道，2年目研修医のF先生から言われました．
F研修医「K先生はだいぶ橋本のことが気に入ったみたいだね．あれはK先生の最大の褒め言葉で，橋本を外科に勧誘しているんだよ．」

メンターアドバイス

　K先生からお褒めの言葉をいただいたようですが，以前手相をみていただた時に高谷先生から「天下を取る」と言われた方が，やっぱりうれしいなとこの時感じました．

9 ECFMG 合格と米国レジデンシーの現実　2%

スタートライン
米国で臨床研修を行うには資格が必要です．その資格とは ECFMG(Educational Commission for Foreign Medical Graduates) が認める試験に合格することです．

　この試験に合格しないと米国での臨床研修はできないこととなっています．現在は USMLE と言う試験名ですが，当時は FMGEMS と呼ばれていました．基礎医学，臨床医学，英語の3つの試験に合格することが必要でした．学生の頃から何かにつけて試験の準備はしてはいましたが，卒業の時点では実際に合格するレベルには達していませんでした．幸い日本の医師国家試験と FMGEMS 臨床医学の試験は似ている問題があり，臨床医学の試験は医師国家試験合格後，最初の受験で運良く合格しました．続いて英語の試験に合格しましたが，最後まで残ったのが基礎医学の試験です．基礎医学と言っても臨床に直結するような問題から，behavioral science といった日本の学科にはなかった分野までが出題されていました．年1-2回の試験でしたが，基礎医学が中々合格できない状態でいました．研修医が始まると試験準備に使える時間が少なくなりました．夜遅くの勤務や重症患者を受け持つと連日当直のような勤務のため帰宅後に受験勉強をする時間は，必然的に寝る時間に振り替えられていました．学生の頃は研修医が忙しいとは聞いていましたが，肌身で体験する忙しさは，，，，．

　FMGEMS の試験も臨床と英語のみ合格した状態で研修医2年目を迎えていました．この試験は受験会場も日本国内では東京と沖縄の2ケ所でした．研修医の期間に合格しなければ，その後に派遣される部隊勤務

地での受験は益々困難であろうと予測していました．そのため自分の中では研修医の期間に FMGEMS に合格できなければ，アメリカへの臨床留学は諦めようかとも思っていました．2年目後半は自衛隊中央病院での内科研修のため東京渋谷近辺の三宿駐屯地へ赴任しました．幸い研修医宿舎は三宿駐屯地内にあり，都心でありながら通勤時間は5分と絶好の環境でした．赴任後にも基礎医学の勉強は可能な限り続け，何回目かの受験後，2年目研修医の最後の機会に基礎医学試験合格の通知を受け取りました．

研修医宿舎の郵便ポストから結果通知の郵便をドキドキしながら自室で開封し，successfully passed の文字を見たときには一人ガッツポーズをして，同室の研修医が不在であることを確認して，

「う〜ヤッター!!」

と言う雄叫びをあげた記憶があります．何回も挑戦してきた末の合格通知に自分を褒めてあげたく，夜には近くの酒屋で値段の張る日本酒を購入し祝杯をあげました．これでやっと米国臨床留学のスタートラインに立てたのです．

厳しい現実

FMGEMS 合格後は各病院のプログラムへ応募し，面接試験を受け，受験者と病院双方が希望順位を出す NRMP(national residency matching program) によってどの病院のプログラムに採用されるかが決定されます．日本の新研修医制度のマッチングシステムはこの制度を模して実施されています．早速米国 Family Practice のプログラムを調べてみました．全米で 400 のプログラムがあり，そのうち 40 程が米軍の所有するものでした．防衛医大の卒業生であれば，米軍のプログラムへは容易く入れるのではないかと考えていました．しかし，この考えは研修医2年目秋高谷先生の訪米研修に同行した際に打ち砕かれました．高谷先生はワシントン D.C. にある米国国防省衛生担当官を訪問された際に ECFMG の合格資格を持つ防衛医大卒業生が，米軍の持つ Family Practice Residency に

入れるか否かをお聞きになりました．担当官の説明では，

「米国では軍施設内でも医療訴訟は多く，日米防衛協定で医療訴訟に関する取り決めは何も無い．そのため防衛医大の卒業生でECFMGの採用は不可能である．」

との明確な説明がなされました．

　医療訴訟はまだ遠い国の出来事と思っていましたが，同席して話を聞いているうちに，医療訴訟は米国で研修医をやる以上避けて通れない現実であることが良く分かりました．米軍の持つプログラムに応募できないのであれば後は民間プログラムに応募するより方法はありません．何のコネも知り合いもいなかった私は，残り360のプログラムすべてに応募しました．この当時の応募方法はすべて紙媒体の郵送で行われていました．履歴書，Personal statement (何故そのプログラムに応募するか)，FMGEMS合格証を同封しました．ワープロ (ワードプロセッサー) を用いリボンカセットという印字に必要なカセットをたくさん買い込み360通の手紙を準備しました．とうとう1台のワープロは疲労困憊のため故障し，新たなワープロを購入するはめになりました．

　考えてもみてください．日本で医学部卒業生が医師国家試験を取得し研修病院を決めるために面接してくれと言って，断る病院がありますか？応募を行ったと言うことは360のプログラムに対し，面接の可否を聞いただけです．米国への臨床留学は難しいとは耳にしていたものの，面接くらいなら受け付けてくれるだろと高を括っていました．360通送った手紙から約40の返事が来ました．そのうちの約8割31通は"We are not interested in hiring foreign medical graduates."(外国人医師の採用には興味ありません．) でした．

　結局9箇所が面接をしてくれることとなりました．残りの320通は何の返事も無く，多分ゴミ箱に直接入ったものと思われます．

　友人知人に上記の話をしたところ，9/360 or 400=2.25-2.5% しか面接してくれないなら，到底採用などされるはずなかろうと言われました．

米国での臨床研修開始まで

- ECFMG (Educational Commission for Foreign Medical Graduates) 合格
  (ECFMG　FMGEMS　USMLE step 1 2 3)
- Application 願書出願

- Interview 各プログラム提供先病院と面接試験

- NRMP マッチング

- マッチ後臨床研修開始

Application 願書出願

- Internal Medicine Residency, General Surgerl Residency, Family Practice Residency, etc., 各臨床科のプログラム

- FPR として約 400 のプログラム
  360 程が大学病院や民間病院
  40 程が軍病院

- 360 のプログラムすべてに応募
  360 通中　約 40 通返事あり　8 割は外国人に消極的
  面接試験可能な施設　9 (2.5%)

400
↓
360
↓
40
↓
9
(9/360 = 2.5%)

メンターアドバイス

　厳しい現実を目の当たりにし，2% と言う数字に少しだけ驚きました．しかしながら，私自身は面接してくれる施設は少ないものの，自分が行くのは 1 ケ所であり，9 ケ所も面接してくれるなら何とかなるのでないかと，この時は実に楽天的に考えていました．

10 高谷先生のお供で米国医療施設見学 Sanford との出会い

「熱病」サンフォード感染症治療ガイドは 1969 年の刊行以来，全世界の臨床家に愛用され続けている「感染症治療のバイブル」的存在です．

　日常診療で遭遇するすべての感染症についての診断，原因菌，治療選択が簡潔かつ体系的に編集され，最新のエビデンスをすみやかに取り込み，毎年改訂を重ねています．日本語版「熱病」サンフォード感染症治療ガイド私が手がけてから 15 年目になりました．防衛医大と非常に関係の深い「熱病」の日本語版を世に出せたことは，卒業生としての宿命だったのかもしれません．

　私は今でも 1987 年 Dr. Jay P. Sanford に会った日の事を思い出します．防衛医大副校長兼医学教育部長であられた高谷治教授は，米国軍保健大学 (USUHS: Uniformed Services University of the Health Sciences) ならびにハワイから米大陸西から東まで複数の米軍医療施設の視察を日本政府より命ぜられました．当時私は防衛医大卒後 1 年目の研修医であり，幸運にも高谷先生より米国同行の機会が与えられました．かねてより米国での臨床医学留学を希望し準備していたため，多少なりとも英語が話せたお蔭で高谷先生の「かばん持ち」して声がかかったものと思います．しかし一研修医の私が副校長兼医学教育部長の高谷先生と二人で行動を共にするにはかなりの抵抗がありました．恥知らずの私は高谷先生に向かって，

　「先生と施設見学をご一緒するのは結構ですが，ホテルは先生と別室を取っていただきたいのですが．」

と願い出ました．宿泊先のホテルはリッツカールトンなどの名立たる高級ホテルです．高谷先生の出張費は日本政府から支給されますが，私のホテル代は支給されません．かようなホテルに滞米中私の別室代約 2 週間分と

なると相当な金額です．無理とは思いながらも高谷先生からの回答は，
「わかった．その代り私は日本食が好きなので，滞米中3食パンでは嫌なのだ．朝ご飯として米食を用意してくれるなら君のために別室を用意しよう．」
と言ってくださいました．要求はするものです．旅行者用の電気釜を購入し，スーツケースには余るほどのコシヒカリを準備しました．高谷先生には毎朝ホカホカのごはんとともに，海苔や塩昆布を召し上がっていただきました．研修医の身分でありながら高級ホテルに一人で宿泊できたのは思い切って願い出たことと，それを許容して下さった高谷先生のお蔭です．

その機会に高谷先生と2人で，Maryland 州 Bethesda 海軍病院ならびに同じ敷地内にある米国軍保健大学の学長をされていた Dr. Jay P. Sanford を訪ねました．Sanford 学長は気さくに我々を迎えてくださり，他の教授陣達と一緒に昼食会を設けて下さいました．席上日本の防衛の話しもあり，防衛大や防衛医大卒業生の任官拒否や義務年限以前の離職に関しても会話が持たれました．高谷先生が，かような卒業生をどう思うか？と問われると，Sanford 学長は顔を曇らせながらも即座に
「Put in jail. (刑務所へぶち込め) 」
と述べられました．和やかな雰囲気の中で，奇異に聞こえた jail の響きが今でも頭の中で蘇ってきます．防衛医大卒業生でありながら，平和な日本で時間を過ごしてきた当時の私は，国防という大事な任務についてあまり意識したことが無かったからかもしれません．昼食会が終了し，Sanford 学長が私に，

「高谷先生の同行と，通訳をしてくれて有難う．」
とポンと肩をたたきながら渡してくれた本が「熱病」Sanford Guide to Antimicrobial Therapy　1987 であり，表紙には Sanford 学長自らのサインがされてありました．

「漢字で『熱病』とは書いてあるものの，中味は英語で，何だか抗生物質の使い方の本らしいな？随分小さくコンパクトな本だし，荷物にもならないし，記念にもらっておこう．」
というのが正直な「熱病」の第一印象でした．以後その本はしばらく私の本棚の中で眠っていました．その後希望が叶い，1990年よりUniversity of Pittsburgh にて Family Practice のレジデントとして，米国での臨床医学留学をすることになりました．研修期間中，昼食を含むカンファレンスにて机の上に見たことのある「熱病」の本が山積みになっていました．
「この本知ってるけど，何でこんなに数多く置いてあるの？」
と友人に訊ねた所，
　「熱病」は米国では医学生や研修医がポケットに入れて常に参照する感染症治療のバイブル的存在の本であり，各製薬会社がたくさん買い取り，レジデント達にプレゼントとして無料で配っている，と教えてくれました．早速私は本棚の中で眠っていた Sanford 学長のサイン入りの「熱病」Sanford Guide to Antimicrobial Therapy　1987 を見つけ出し，友人達に披露した所，友人達は目を丸くし，「Mike(米国での私の愛称) Hashimoto は Jay P. Sanford を知っているらしい．」という噂は瞬く間に病院中に知れ渡り，何だか誇らしい気分がしたものでした．

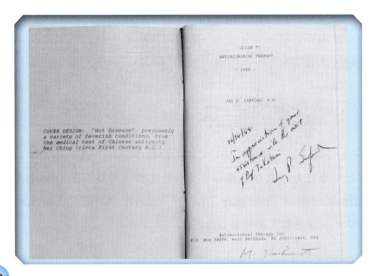

I 端緒

　米国での研修中は，常に私の診療衣のポケットに最新版の「熱病」が入っていました．それは，この本は必要かつ最新の知見に溢れ，出典も明記され，米国のみならず，他の国での耐性菌の出現にも言及し，Evidence and Practice Based Medicine (Evidence だけでは不十分であり，実際の診療に生かされ初めて役に立つという考え方で，EPBM は私の造語です) に基づき，なにより実に使い易かったからです．米国での研修終了後は帰国しましたが，引き続きこの本を日常の診療や後輩達の教育でも使っていました．日本での感染症治療教育では，効果のある薬剤を選ぶ，その中でも廉価なものを選ぶ，といった基本的な教育はほとんど無く，新しい薬剤だからとか，医師の好みや，その医師の個人的な限られた臨床経験に基づく使用法がかつては一般的でした．21 世紀は医療経済にも通じる EPBM に基づき感染症治療がなされるべきであり，「熱病」はそのためにも必要な教科書ともいえます．残念ながら日本では「熱病」英語版の販売数も少なく，日本語翻訳も無いことを耳にしていました．ちょうど 1999 年冬，古くからの知人であるライフサイエンス出版の武原信正氏より，「感染症や抗生物質の本で何か良い本は無いか？」との問い合わせがあり，真っ先にこの本をご紹介申し上げ，その有用性をお話ししました．武原氏と同社畑中宏之氏は日本の医学生，研修医のみならず，薬剤師その他の医療従事者の方が使いやすいようにと翻訳の労を買ってでてくれました．

　時は流れ既に Dr. Jay P. Sanford は他界され，「熱病」の事業は御子息の Mr. Jeb C. Sanford に受け継がれていました．版権交渉で Mr. Jeb C. Sanford が来日の際，私が故 Sanford 学長と会い，防衛大や防衛医大卒業生の任官拒否や義務年限以前の離職に関して，あなたの父親は，

　「Put in jail. (刑務所へぶち込め)」と言ったとこを披露すると，いかにもと言った顔つきをされ

　「He was hard line. (彼は硬派だったからね)」

と，なき父を懐かしむ様子でお応えになり，「熱病」2001 年版以降の日本語版翻訳への快諾を得る事ができました．

偶然と必然が幾重にも錯綜し，「熱病」の日本語版を迎えることが出来ました．初版翻訳にあたっては抗生物質の使用を日常の診療で行っている同僚医師である松村琢也(12期)，山下卓也(12期)，桑田成雄(13期)，広岡伸隆(16期)，橋本加代子諸先生の多大な援助を頂きました．幸い毎年日本語版は好評であり，ある製薬企業の好意から研修医へ無料で配布されています．自国でのevidenceにもとづいた，この種の書物の必要性は当然ですが，そういった書物が無い現在，「熱病」を用いてEPBMに則った治療をしていただけたらと願っています．

メンターアドバイス

　あの時高谷先生から私に声がかからなかったら，何かの都合でDr. Sanfordに面会ができなかったら，昼食会での質疑がなかったら，ライフサイエンス出版から問い合わせが無かったら，複数同僚医師サポートが無かったら，,,,　どれか一つでも欠けていても日本語版は上梓されていないと思います．

Note

I 端緒

 11 部隊勤務　痴漢が越してきた？
うれしい悲鳴と悲しい悲鳴

部隊勤務

防衛庁(現防衛省)に所属する身であり研修医生活の2年が終了すると3年目は実践部隊への配属となります．2年目研修医の終わり寸前FMGEMS（Foreign Medical Graduate Examination in Medical Sciences）に合格したものの，留学先が決まったわけではありません．

　面接試験に続いてマッチングという道をたどらねばなりません．実践部隊の派遣先は1期生から2年先輩の6期生までは地区病院や駐屯地医務室といった医療をする(ができる)赴任先が原則でした．ところが，7期生からは病院や医務室のみならず，学年の1/3-1/4程度の医官は「衛生隊」へ派遣されていました．1年先輩のS医官が第3衛生隊に派遣されましたが，医療ができない現実と上司や同僚との折り合いが悪く退職されていたことは噂で聞いていたため，衛生隊だけには派遣されたくないと言うのが本音でした．
　ここで耳慣れない「衛生隊」の説明をします．衛生隊とは有事の際第一線近傍にて係累(同僚の負傷者をこう呼びます)の除去や，収容所を開設し連隊や師団収容所に後送するまでの初期治療を実施する任務を負った組織です．有事を想定して作られた組織のため，平時での実際の活動は収容所(患者天幕)の開設を実施し，患者の受け入れトリアージから，初期治療，連隊や師団収容所への後送ルートを確保し，「有事の際にはこう実施します．」とハード面での天幕設置までが求められました．患者は実際には発生しないため肝心要(かんじんかなめ)の医療行為は行われません．すなわち，衛生隊の医官は，平時では医師としての医官の役割があっ

51

たわけでなかったため，日常業務としての医療行為は求められていなかったのです．天幕設営中に怪我や頭痛を訴える本当の意味での患者が発生した際は「実(じつ)患者」と呼ばれ，駐屯地医務室や地区病院など平時に医療を行っている施設に運ばれます．実際私が赴任した第3衛生隊は当時大津駐屯地内にありましたが，隊員の疾病は近所の開業医の先生が定期的に駐屯地内医務室に来て診察して下さるため，医師としてのわれわれの出番は無かったのです．

　1期生の大山司郎先生はその後私の米国留学に関して多大なご協力とご支援をいただくことになる恩人の一人です．それまでお目にかかったことは無く，防衛医大卒業生として初めて陸上幕僚監部(略して陸幕)衛生部に勤務され，われわれ8期生陸上医官の人事を担当されていました．赴任先決定前には大山先生との面談が行われました．
大山先生「橋本君はどこか赴任地で希望する部隊などありますか？」
私「特にありませんが，できれば将来防衛庁に総合臨床を創りたいと思っていますので，米国のFamily Practice Residencyに留学したいと思っています．」
大山先生「高谷先生から君のことは聞いているよ．防衛庁いや日本には必ず必要な診療科だと私も思うので，是非実現して下さい．」
　人事担当者から心強いお言葉を頂戴しましたので，赴任先は何処であれ心配していませんでした．数日後，研修2年目終了近く自衛隊中央病院で勤務していた私に電話がかかりました．
仲田2佐「第3衛生隊の仲田です．橋本2尉(当時の私の位です他国では中尉と呼ばれています)は，当衛生隊のシリョウ中隊所属に決まったので連絡しました．私は衛生隊長の仲田2佐です宜しく．」
私「ご連絡有難うございます．宜しくお願いします．資料中隊ですね．第3衛生隊は何処にあるのでしょうか？」
仲田2佐「大津駐屯地です．貴官の来隊を心からお待ちしています．」
私「有難うございます．」

思い込みが激しい私は，衛生隊長との電話での会話中に聞いた「シリョウ（資料）中隊」とは多分会社に良くある閑職で，資料を一日中探したり読んだりする部署であり，留学準備するために大山先生が用意してくれたのだと勝手に思い込みました．しかしながら「資料中隊」は存在せず，「治療中隊」と言うのが正式名称であることは着任当日知ることになりました．

　また物忘れが多い私は，電話での会話が終わった後でも「第3衛生隊」，「大津駐屯地」のキーワードを聞いていたにも関わらず，1年先輩のS医官が退職した部隊であることはその時思い出すことができませんでした．幸いこの第3衛生隊には同期の岩崎誠先生（同じく位は2尉）と2人での赴任となりました．第3衛生隊がどんな所か不安ではあったものの，同期生がいることは何にも増して心強かったことを思い出します．

うれしい悲鳴

　岩崎2尉と私は二人とも治療中隊の配属となりました．衛生隊長が組織のトップであり，電話をかけてくださった仲田2佐は薬剤官でその職に就いていました．仲田2佐とは大津駐屯地を縁に，その後もお付き合いが続いています．衛生隊長の下に中隊長のポジションがあり，Y中隊長が勤務していました．後で知ったことですが，このY中隊長と1年先輩のS医官の折り合いが悪く，そのことがS医官退職に至った直接の原因であろうとの噂でした．第3衛生隊はS医官が赴任するまで医官の受け入れ実績がなく，駐屯地の医療は近隣開業医の先生が定期的に医務室に来て診療されていました．そういう歴史的経緯もあり，私の印象では医官に何をさせたら良いのか部隊側も苦慮しているようでした．

　われわれ医官2人はY中隊長室内に机を置き，日中は訓練が無い限り中隊長室内で勤務しました．上記の理由から衛生隊での平時の医療行為を求められることはありませんでした．もっとも2年の研修医が終わったばかりの医官が医務室を任されても，その能力には限界があったと思います．

有難いことに，生活は独り身には広すぎる近隣の官舎一室(3LDK)をそれぞれいただくことができました．5階建ての官舎が数棟隣立し，前後の窓からは別棟の居室が見えました．研修医での生活は早朝から夜遅くまで，また当直ならびに夜間でも患者の容態によって呼び出されることが頻繁にありました．一方，部隊では勤務時間は朝の国旗掲揚から夕の国旗降下までの間ときっちり決まっていました．夕方国旗降下後に何の憂いもなく帰宅できる嬉しさ，並びに帰宅後から翌朝まで呼び出されることの無い幸せを，このとき味わいました．

キンツマ

学生BSL(Bed Side Learning)から研修医時代，患者の回診に行くと患者同士が「キンツマ」の話をしていることがありました．「キンツマ」が話題のテレビドラマであることは知っていましたが，放送は見たことがありません．時に患者から「キンツマ」の意見を求められることまでありましたが，「見てない」ことを理由にコメントできませんでした．患者とのコミュニケーションは大事であり，テレビや映画の話題作は見ておくべきとこの時思ったものです．

いつ誰に教えてもらったか忘れましたが，一般人や患者の経験するような体験は「パチンコ」「競輪競馬」などギャンブルに限らず，一通り医者は経験すべきとのことでした．この教えは時々都合の良い時にだけ私の脳裏をかすめます．大津駐屯地前にビデオショップがあり，お店を見かけたときに「キンツマ」を思い出しました．お店に入り「キンツマ」が「金曜日の妻たちへ」であり，「金妻」はシリーズもので1シリーズ14回が3シリーズ，計42回の放映回数であったことを知りました．1巻2時間のビデオを1泊2日で4巻ほど借りました．夜間や週末の勤務が無く，呼び出される心配も無かったため，週末も使い3シリーズすべてを1週間程で制覇することができました．帰宅後1日8時間近くは視聴していたことになります！

I　端緒

悲しい悲鳴

　先輩医官がいてわれわれ若い医官を指導してくれることも無く，患者の診療そのものも無かったため，医療能力の向上はもっぱら自分自身で行う必要がありました．訓練の無い限り日中の時間は医書を読んでも，また週に2日は研修に出張してもO.K.とのことでした．つまり自由な時間は十分あるものの，赴任地そのものが医療のできる環境にはなかったのです．防衛庁内で衛生隊に派遣された医官の教育体系が十分でなかったための悲しい現実です．若い医官が部隊内で医療技術を向上させることが困難なことから，公の機関で週2日の研修出張日が認められ，「通修」と呼ばれていました．うれしい悲鳴は1か月もしないうちに悲しい悲鳴と変わりました．しばらくして岩崎2尉は滋賀医大臨床検査部に，私は京大胸部疾患研究所に「通修」に行くとこになりました．悲しい悲鳴は考えようによってはやはりうれしい悲鳴です．比較的時間に余裕ある勤務を幸いに，私自身は面接可能な9ヶ所の米国 Family Medicine Residency の Program Director と手紙のやり取りに時間を使いました．また防衛庁内で米国臨床留学を認めてもらうため，陸幕衛生部(当時は六本木，現在のミッドタウン)に勤務されていた大山先生を訪ね，何度となく相談させていただきました．最初に大山先生を訪ねた際は大津から東京まで移動運賃が安かった夜行バスを利用したことがあります．夜10時頃浜大津を出発し，早朝5時頃池袋に到着しました．午前10時の面会時間まで時間が余り過ぎ，池袋到着時の頭ののぼせた感じと残眠感，狭い座席からの背部痛を思い出します．大事な人との面会には心身が健常な状態に限ると決心し，次回からは面会当日早朝の新幹線を利用することとしました．

痴漢が越してきた？

　官舎生活が始まって数日のことです．Y中隊長が岩崎2尉と私に向かって，

Y中隊長「最近官舎に変態が引っ越して来たそうだな．」

岩崎2尉と私「？」

Y中隊長「裸で部屋の中をうろうろしている輩(やから)がいるそうだ．」
岩崎2尉と私は顔を見合わせて「俺たちのこと？？」

　そうです．われわれ二人は独り身で引っ越してきたため家財道具の持ち合わせは少なく，カーテンは十分な準備が無かったのです．そのため帰宅して自室で入浴後全裸で(バスタオルは纏っていたと思いますが，,,)室内をうろうろしたりしている様子を，前後の官舎住人に観察されていたのです．その日勤務後すぐさま岩崎2尉とともにカーテンなど家財道具に必要な物品を購入に行きました．

大津時代

- 嬉しい悲鳴　悲しい悲鳴

- 「ヘンタイ」出現

- 「きんつま」制覇

- 大津駐屯地1年目　1989年平成元年結婚　当時28歳
  11月　新婚旅行と年休
  米国の研修先病院プログラムインタビュー

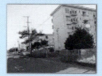

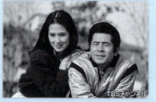

「金ツマ」なる流行語を生み出し，"金妻シンドローム"という一種の社会現象をも巻き起こした80年代ドラマの代表作
「金曜日の妻たちへ」

Ⅰ　端緒

> **メンターアドバイス**
>
> 　官舎生活を初めて行う医官は最初にカーテンを持参することをおすすめします．確かに幹部候補生学校では「情報や秘密の隠匿」の重要性を教えていただいた記憶があり，生活すべてに通じる貴重な教えを受けたと改めて思い出しました．

Note

12 他人の言う「やめたら」との戦い

米国臨床留学

　第3衛生隊のある大津駐屯地に派遣されましたが，米国臨床留学を夢見て面接可能な9ヶ所との面接準備交渉を行っていました．また国内では陸幕衛生部の大山先生(防衛医大1期生)と面会を重ねました．留学を認めてもらうには私が3年間のFamily Practice Residencyを経験することが，いかに防衛庁にメリットがあるかを，衛生部長や人事部長に納得がいく説明をしなければいけません．

　「防衛医大は総合臨床医を創ると言って創っていません．私が米国で研修終了後には帰国してその成果を防衛庁に還元したい．」
と言ったところで，大義名分はありますがそれだけでは誰も納得してくれないのです．この時防衛庁，防衛医大，大津駐屯地，京都大学胸部疾患研究所，色々な方々から様々なお話を伺うことができました．

　「文科省では2年までの留学なら認めている．」
　「防衛医大の先輩でも研究留学で2年間なら過去に例がある．しかし3年では,,,.」
　「臨床留学は防衛庁では経験無いので無理でしょ．」
　「一旦医官の職を離れて，民間人として応募しては？」
　「防大には駐在武官と言う身分の派遣があるが，研修の身では,,,.」
　「予算化されていないのに，派遣などありえない．」
等々．

　今まで防衛庁内で米国臨床留学派遣を行ったことが無かったために，多くの人は派遣が困難な説明をすることに終始していました．「前例が無い」ことをやることは，お役所の中でどれだけ困難を伴うか痛いほど良く分かりました．更に面接に呼ばれた施設は360分の9ヶ所と言うことを付け加えると，

「そりゃ無理だよ．やめたら．」
のオンパレードでした．この言葉を複数の方から何度も何度も繰り返し聞かされたため，「臨床留学は無理かも？」と思わざるを得ませんでした．

　しかし，このような状況でも大山先生と叔父の西山利巳は「必ず何とかする．」「必ず何とかなる．」と言って私をサポートしてくれました．大山先生は私のしつこさ，から元気と熱意を買って下さり，防衛庁ひいては日本国内でのFamily Practiceの必要性を認識され支持して下さったものと思います．叔父の西山は理工系の人間ですが，1960年代大屋晋三社長に傾倒し留学制度を持つ(株)テイジンに入社しました．大屋社長が郷里群馬の生まれ，かつ前橋中学の先輩だったことが影響していたと思います．西山は入社して数年後にその制度を使って米国ミシガン大学大学院で生化学のPhDを取得した経験がありました．そのため私自身の留学も積極的に支持してくれました．西山は私が中学生の頃米国から帰国したため，その後も彼からは多大な影響を受けています．

「防衛医大は国際性と総合臨床，災害救急医療が売りになるべきだ．」
と当時から西山は主張していました．

　手相をみてくださった高谷先生は，米軍での防衛医大生受け入れ困難な事情と米国での外国人医師採用数低下の実情，面接可能箇所2%の現実，「前例が無い」ための防衛庁内でのやり取りを大山先生からお聞きになり，「かなり難しそうだ．」
とおっしゃっていました．その後留学が決まってご挨拶に伺った際お聞きしたお話では，私の米国留学は正直に，
「無理だと思っていた．」
と述べられました．

日米医学医療交流財団

　1989年秋頃には大山先生のお蔭で防衛庁内では承認されるべく話が進み始めましたが，先方のプログラムが受け入れてくれるか分からない状態でした．

大山先生「もし先方が O.K. を出しても，防衛庁から派遣となると往復の旅費や滞在費の支給ができない．」
私「結構です．そこまで望んでいません．」
大山先生「いやそうじゃなくて，そういう支給の財源確保ができないと派遣そのものを防衛庁が認めることができないんだよ．」
私「他人や他施設がお金を出すと言ってくれれば，防衛庁は認めますというスタンスですか？」
大山先生「そうゆうことなんだ．高谷先生に相談したところ，日米医学医療交流財団と言う財団が留学助成を行っているそうなので，問い合わせて下さい．」

　当時日米医学医療交流財団の理事長は草川三治先生で，高谷先生の東大医学部時代の同級生だったそうです．幸い私はこの財団の第2回フェローに選出され，防衛庁からも派遣を認めていただけるに至りました．その後お世話になった日米医学医療交流財団には評議委員，選考委員のお役目を頂戴し，この財団を通じ若い留学希望者へのサポートを行っています．

大津時代

・防衛庁本庁に出頭　　　　　　　「やめたら」
　　　　大山先生のバックアップ　　片肺留学　日米医学医療交流財団
・米国医科大学卒業後
　　　　　　それぞれの研修プログラムに応募
・臨床医としての評価
　　　　　　出身大学ではなく研修病院
　　　　　　何を学んだか　何が出来るか
・教育制度を創ることの必要性

メンターアドバイス

「前例が無い」ことの困難さ，お役所の複雑な事情が良く分かる貴重な経験でした．困難ばかり遭遇したように思われるかもしれませんが，反対にやりがいも感じました．制度やシステムを確立することができれば後進は楽ですが，色々な人とのやり取りやそれぞれの複雑な事情を直接知ることができました．皮切りのみが味わうことのできる貴重な経験でした．

Note

13　京大胸部疾患研究所への通修

京大胸部疾患研究所

　平成元年6月に第3衛生隊大津駐屯地に赴任してから1か月ほど経過した頃です．「悲しい悲鳴」を解消する(医学医療研修)ため「通修」を行おうと施設を探しました．ただし私は近未来米国留学を希望していたため研修先は短期間(1年未満つまり自分では1年以内の留学を予定)，週2日のみ，断続的な研修のため患者の継続診療は不能，大津から近郊が条件でした．幸い京大胸部疾患研究所の川合満先生(当時助教授)は叔父西山の知り合いで，西山から川合先生を紹介してもらいました．川合先生は私の置かれた状況を良く理解して下さり，

「それならわれわれのカンファレンスに参加されたらいかがですか？留学まで期間も短いでしょうからカンファレンスに参加されればたくさんのX線やCTが提示されますので，読めるようになると思います．」

と研修内容にまでご助言いただきました．川合先生から久世教授に話を通してしていただき，京大胸部疾患研究所に「通修」することとなりました．留学する気は満々でしたが，留学先が決まっていなかったことを少し負い目に感じながらの通修でした．京大胸部疾患研究所は過去に国民病だった結核が主たる対象疾患でしたが，時代の変遷とともに慢性難治性呼吸器疾患，肺がんを対象に治療，研究を行っていました．私が参加したのは週2回の症例検討会で，研修医や若い先生方が症例のプレゼンとともに胸部X線やCT画像を提示され，その読影のやり取りを拝聴していました．実際に京大胸部疾患研究所に伺った期間は1年に満たなかったと思います．短期間でありながら，しかも京大とは縁もゆかりも

ない異端児を受け入れて下さり，川合先生はじめ京大胸部疾患研究所の先生方には感謝申し上げます．当時研修されていたC先生は，私のことを覚えていて下さり，その後私がピッツバーグに留学中現地に訪ねて下さる好機にも恵まれました．

あこがれの京都

　生まれてずっと関東で育った私には，関西は憧れの地でした．高校時代に初めて関西旅行で京都を訪れた際に聞いた，「おいでやす」の響きは今でも忘れることができません．大津駐屯地に赴任が決まった際，京都に近いことを大変嬉しく思いました．通修が京大胸部疾患研究所に決まると週2日は必ず京都に行くこととなり，通修日は観光気分で出かけました．婚約者成吉加代子も週末には大津に来ることもあったため，二人で京都を頻繁に訪れました．京阪の定期観光バスもあり，多用させていただきました．通年で観光客のにぎわう京都ですが，冬の2月にはさすがに少なく，大型京阪観光バス1台にわれわれ2人ということもありました．ただし客が少ないと自然にガイドさんの説明も少なくなり，熱も入り難くなるため注意が必要です．

留学先は決まっていなかったものの留学する気は満々だったため，「うれしい悲鳴」を存分に生かし，茶道を習おうと思いました．

　京都には表千家，裏千家はじめ数々の茶道教室がありました．日本文化に詳しいわけでもなく，「芸は身を助く」と言われています．日本人ならではの芸の一つでも留学前に身に着けようと思った訳です．たまたま散策中に見つけた丸山公園の西行庵は裏千家の茶道教室でした．交通の便も良かったため，週1回通うこととしました．通修後の金曜日午後8時から1時間程度の稽古だったと思います．元々正座は学生時代の剣道部で慣れていましたが，30分を超える正座は辛かったため，行儀の悪いことかもしれませんが時に足を崩して回復を待ちました．

メンターアドバイス

　お師匠さん(女性)や通っているお弟子さん達との会話は楽しく，週1回の稽古は私にとって異文化との接触でした．

　ある日床の間に椿が一輪，花瓶に挿されていましたが，どう言う訳か花の部分が床の間の床に落ちていました．お師匠さんがお見えになる前の時間にわれわれ数人がそれを見て，
お弟子さんの一人「お師匠さんは花の命の短さや，わびさびを感じろとこの花で言っているのでしょうね．」
私「そうですよね．儚(はかな)い感じがしますね．」
しばらくしてお師匠さんが来られました．
私「先生，この花で，．．．」
床に落ちた花瓶の花を見たお師匠さんは，「あ，ごめん，ごめん．しばらく花瓶に活けといたんで，花が落ちちゃって，きれいな新しいのに変えますね．」

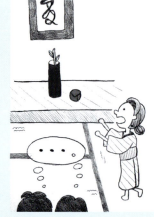

　少なくともお師匠さんは普通の椿を花瓶に活けただけで，わびさびとは関係なく，われわれの勝手な思い過ごしでした．ものの見方や感じ方は人によって全く違うものです．

　平成元年10月に結婚しましたが，大津に同居してからは妻加代子とともに二人で西行庵に通いました．稽古の後の夕食に何気なく立寄った祇園石段下の「萬常(まんつね)」の食事は大変美味しく，帰国後ならびに現在も神戸から時々通っています．

14 結婚と面接試験

結婚

大学受験，就職，結婚は男の人生の3大重要項目と言われています．幸か不幸か医学部学生の多くは入学と就職が直結していますので，私の場合の残った重要項目は結婚でした．

　家内とは研修医2年目，防衛医大の皮膚科を回った際に出会いました．最初の出会いは皮膚科病棟でしたが，初めて見た家内はやけに光って見えました．彼女の背後から光が射しているように見えたのです．何かの「お触れ」だったのかもしれません．ちなみに研究仲間だった現東大准教授の飯島勝矢先生は似たような体験をされ，奥さんと初対面の際にキンコンカンコンと鐘が鳴ったそうです．

　家内はその時研修医2年目のわれわれと同じ年代でしたが，既に皮膚科助手として勤務していました．当時の久木田皮膚科教授は東大皮膚科教授を退官されて防衛医大に赴任されていました．しかし，手足となる人材が少なかったため東大皮膚科医局に医師を派遣するよう要請されたそうです．家内は山口大学医学部を卒業してすぐに東大皮膚科に入局していました．若い医局員がくじを引き，家内は幸いにも当ったため（本人はハズれたと言っています），防衛医大皮膚科助手として赴任していたのです．お互いプライベートで外出した際，週末の駅ホームでばったり出会ったり，その後も何かの縁がありお付き合いさせていただくことになりました．付き合いだしてから米国留学を考えている旨伝えた所，一緒に行きたいとの返事を得て，今日に至っています．色々な経験をお互いしましたが，本年無事に銀婚式を迎えることができました．結婚披露宴を行った同じホテルで，親族を招き食事会を行いました．プレゼント

として私から家内には，紙一枚ですが表彰状を授与しました．お互いが「良く耐えた」と言い合っています．彼女は元々皮膚科医で，学位は既に取得していましたが，勉強を続けたいとの希望から平成25年から京都大学大学院に入学しました．本年(平成27年)無事MPH(Master of Public Health)を取得したと聞いています．最高齢のMPH取得者と思われます．勉強を続けたい中高齢の人々に希望の光を与えています．

　私が平成元年6月大津に派遣されてしばらく，家内は防衛医大のある所沢にいました．留学先は決まっていませんでしたが，留学前に結婚式をと考え，秋に予定しました．家内の出身地のしきたりもあったため，披露宴は東京と福岡の2ケ所で行うこととなりました．私は米国留学準備のため米国での面接に備え，新婚旅行と年休の全てを11上旬から下旬にあて，先方との交渉，防衛庁との交渉，第3衛生隊勤務，京大胸部疾患研究所へ通修，京都観光，茶道修得と人生で一番バラエティーに富んだ生活を送っていました．先が見えない不安，同じく希望が錯綜した大津での生活でしたが，今から考えてもとても充実した楽しい日々を送ることができました．

上毛かるた

　　に　日本で最初の富岡製糸
　　つ　鶴舞う形の群馬県

郷里群馬では幼少時からこの「上毛かるた」はお馴染みの冬の風物詩です．子供会主催で競技大会が開催され，県大会までありました．私は中学生個人の部県大会で優勝したことがあります．優勝の当日には群馬テレビにも放映され，これは数少ない自慢話の一つです．

　結婚式では仲人を高谷治先生ご夫婦にお願いしました．高谷先生から披露宴でスピーチの際何か話さなければならないので，エピソードや話して欲しいことを教えてくれと依頼されました．

私	「昨年先生と米国研修へ同行させていただいた経験はとても心に残る経験でした.」
高谷先生	「それは私もわかっているから,橋本君が自慢したいような経験があれば教えて下さい.」
私	「そうですね.中学生の時上毛かるたと言う郷土かるた大会で優勝したことがあります.」

披露宴当日の高谷先生のスピーチ

高谷先生	「橋本君は上毛かるたと言うかるた大会で県大会個人優勝した経験があります.そのかるたで見せた得意技(手が早いこと??)で奥さんの加代子さんを射止めたそうです.」
私(心の中で)	「事実とは大分違うけど,,,,」

面接試験

Family Practice Residency の面接はほとんどの施設が1日がかりで行われました.朝のカンファレンスの出席から夕方前の時間帯まで,多数のレジデントや教官と面会します.

　カンファレンスでの受け答え,態度,知識等々が複数の人から評価されました.実際には面接前日の到着日夕食をレジデント達とすることが多く,その時から<u>見られています.</u>

> **メンターアドバイス**

　実際にレジデントになって分かったことですが，誰を採用したいかはDirectorや教官だけの意見でなく，面接を行ったレジデント達に一緒に働きたいか否かの意見が求められました．

　通常秋頃から翌年の2月頃までに面接は行われ，ピッツバーグ大学では7つのポジションに毎年大体100名が応募していました．最終的には教官とレジデントの面接評価が集計されProgram Directorが採用したい候補順を決定していました．私が実際に面接受験したプログラムを下記します．

UCLA Medical Center, Santa Monica
Long Beach Memorial Hospital
University of Tennessee
East Tennessee State University
University of Medicine & Dentistry of New Jersey
Lancaster Memorial Hospital
University of Pittsburgh, Shadyside
St Margaret Hospital
Thomas Jefferson University

　ご覧の通り米国本土の西から東まであり，ロザンゼルス，ロングビーチ，ノックスビル，ジョンソンシティー，ニューヨーク，フィラデルフィア，ランカスター，ピッツバーグと原則1都市2泊の強行軍でした．私は面接のため緊張の連続で神経をすり減らしていましたが，家内は退屈だったと思います．9ケ所の面接に終日付き合ってもらい，本当に感謝しています．ニューヨークに滞在した時には，新婚旅行を兼ねていましたので，さすがに何の楽しみも無くてはいけないと思い，マンハッタンを遊覧するヘリコプターツアーに参加しました．15分程度の短いツアーでしたが，人気のツアーで日本にいる時から観光雑誌等で紹介されていたために知っていました．ちょうど夕暮れ薄暮（はくぼ）に差し掛かり，ニューヨークの街が夕焼けを迎えていました．自由の女神の頭部近くに差し掛かった頃，八神純子の歌う「パープルタウン」に輝くニューヨークを夜明けでなく夕方ですが，空から見ることができたのは数少ない新婚旅行の思い出です．

II 米国で研修

15. 米国 Family Practice の歴史
16. 捨てる神いれば拾う神もいる　Dr.Reed との出会い
17. 3 年間の Family Practice Residency 開始
18. 彼我の違い　診察室の構造　EBM と Sanford
19. 英語での失敗談
20. 杉浦千畝のこと
21. 上級レジデントとして
22. 2 人で渡米して 3 人で帰国

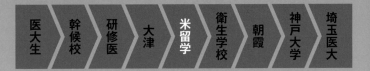

15　米国 Family Practice の歴史とプログラム内容

Family Practice の歴史
米国では 1960 年代臓器別専門医で困った社会事情が生じたそうです．すなわち，自分の専門分野の診療はするものの，専門分野以外と考えられる患者の訴えには耳を貸そうとしない診療が多々行われていたそうです．

　臓器別専門医が多くなったことによる当然の帰結と考えられます．患者側からも政府側からも臓器別でない，一般診療を専門とする診療科が必要であるとの報告がなされました．米国の面白さはその診療科を「一般診療という専門医療」と位置付けたことです．1969 年には 20 番目の専門医として American Board of Family Practice として立ち上げました．**この専門医の特徴は一人一人の患者の専門医として機能すること，日進月歩する医学医療に対応すべく卒後研修 CME(Continuous Medical Education) を充実させ，7 年ごとに専門医更新試験を課したことです．**

　それまで一般診療を担当する医師は AAGP(American Academy of General Practice) に所属し，内科を含め一般の診療を行っていたそうです．しかしながら系統的な卒前医学教育や CME は行われていませんでした．極論すると一旦医学部を卒業し，臓器別診療科の標榜無く，何となく普通の診療を行っている医師の集団が AAGP でした．米国での一般診療の質が大きく変わったのはこの時からです．

プログラム内容
　卒後 3 年間のレジデンシーでは一般診療の観点から通常の診療で医師はどんな疾患を修得すべきか，どんな疾患を見落としてはいけないか，どの時点で臓器別専門医へ紹介すべきかのトレーニングがなされます．また 3 年間通年で外来診療が課され，外来での継続医療トレーニングが実施されていたことも特徴の一つです．

臓器別診療科での研修では，Family Physician として修得すべき内容を修得するようにプログラムが組まれていました．受け入れる臓器別専門医教育スタッフも，Family Practice Resident が何を学んだらよいかを十分承知し，認識していました．これは Program Director や教育スタッフが臓器別研修先の教官と話し合い，residents にどのような教育を行って欲しいかの意思が通じていたからに他なりません．

日本でスーパーローテイトと呼ばれていた研修では，研修先の医師が行っていることの研修を行いました．例えば循環器の研修では先輩医師と一緒に心臓カテーテル検査を行い，造影剤を入れ冠動脈の狭窄部位がどこかを調べます．検査前後の患者の状態を心電図や心エコーで検討行いました．ところが，米国 Family Practice Residency での循環器内科の研修では Cardiologist と行動は共にしますが心臓カテーテル検査に入る研修など一切ありませんでした．すなわち，外来ならびに入院患者における一般診療に必要な循環器研修が行われました．実際には高血圧の管理，心筋梗塞の予防，心筋梗塞の初期治療同じく慢性治療，慢性心不全の管理，心房細動の短期長期の管理に重点が置かれていました．

また，興味深く思ったのは，小児救急は Children's Hospital の救急室で，産婦人科の研修は Women's Hospital で行っていたことです．日本ではある病院で研修を受けるとその病院の中での他科研修となることが多いと思います．しかし，ある病院が小児疾患や婦人科疾患，分娩数が十分足りるとは限りません．症例数が十分あるところで研修を受けさせると言った，当然のことが当然に行われていました．数あるピッツバーグ大学関連病院間で行われていたレジデント派遣ですが，教育のアウトソーシングを積極的に行っていたことに驚きました．

また residency 卒業生は全員がピッツバーグに残るわけではありませんが，開業や大学に残った先生方は積極的に residents の教育にも診療にも参加され，大学内で行われるカンファレンスにも参加されていました．日本と診療形態が異なりますが，自分が外来で診ている患者の入院時には開業医がそのまま主治医(アテンディング)となり入院患者の診療もレ

ジデントの教育も担当されていました．アテンディングは早朝受け持ち患者を回診することが多く，回診後は自分のオフィスへ戻り外来患者の診療を行っていました．入院中は患者の診療は residents がアテンディングと相談しながら行っていました．日中アテンディングがつかまり難かしかったり，緊急の際は学内の担当上級医がその任にあたっていました．

> **メンターアドバイス**
>
> 日本では開業された先生方を学内の定期カンファレンスで見たことが無かったため，CME の実施には定期的，計画的，制度的に卒後医師を組み込む必要があると感じました．参考までに私がピッツバーグ大学で研修した頃のスケジュールと，ある月のカンファレンスで取り上げられたテーマを別示しておきます．

1966 年　Millis Commission Report Willard Committee

1966 年
American Board of Family Practice(ABFP)
20th medical specialty board
7 年毎の専門医更新試験

1971 年
American Academy of Family Physicians(AAFP)
American Academy of General Practice の改名

Ⅱ 米国で研修

Family Practitioner（家庭医）とは

患者の年齢，性別，疾患，社会的地位，貧富の差，保険の種類，その他に関係なく患者を診療し，その患者および家族に対し必要とあれば臓器別専門医やその他の専門家と提携して継続医療を提供できる

患者一人一人の専門医

シェイディサイド病院／ピッツバーグ大学総合臨床医学教育課程概説
必修ローテーション31期間（1期間4週）

年次	科目	対象	期間	病院
〈1年次〉	総合臨床医学総論		1	シェイディサイド病院
	総合臨床医学	入院患者（一般病棟およびICU）	4	シェイディサイド病院
	一般外科学	入院患者（病棟および手術室）	2	シェイディサイド病院
	ICU	ICU患者	1	シェイディサイド病院
	呼吸器内科学	入院患者	1	シェイディサイド病院
	救急医学	救急室	2	シェイディサイド病院
	産科学	入院／外来患者	1	マーシィ病院
	小児科学	入院／外来患者	1	ウエスト・ペン病院
〈2年次〉	総合臨床医学	入院患者	2	シェイディサイド病院
	小児科学	入院患者	1	ピッツバーグ小児病院
	小児科学	外来患者	1	ウエスト・ペン病院
	産科学	入院／外来患者	1	マーシィ病院
	循環器内科学	入院患者	1	シェイディサイド病院
	神経内科学	入院患者	1	シェイディサイド病院
	整形外科学	外来患者	1	シェイディサイド病院
	内科学選択	入院患者	1	シェイディサイド病院
	ナイトフロート	入院患者	1～1/2	シェイディサイド病院
〈3年次〉	チーフレジデント	入院／外来患者	2	シェイディサイド病院
	総合臨床医学	入院患者	1	シェイディサイド病院
	小児科学	外来／救急患者	1	ピッツバーグ小児病院
	オフィスプラクティス	外来患者	1	シェイディサイド病院
	産婦人科学	入院／外来患者	1	シェイディサイド病院
	精神科学	入院患者	1	シェイディサイド病院
	内科学選択	入院患者	1	シェイディサイド病院
	ナイトフロート	入院患者	1/2	シェイディサイド病院

シェイディサイド病院／ピッツバーグ大学総合臨床医学教育課程概説

必修選択科目（2年目，3年目の期間に行われる）

耳鼻科学（4週），リハビリテーション（2週），老年病学（4週），眼科学（2週），泌尿器科学（2週）

選択科目

アレルギー／免疫科学，麻酔科学，循環器内科学，皮膚科学，救急医学，消化器内科学，血液／オンコロジー，産業医学，感染症学，腎臓病学，脳神経外科学，産科学，小児科学，足病学，肛門病学，公衆衛生学，呼吸器内科学，僻地診療，スポーツ医学，都市診療

その他所長の許可があればピッツバーグ大学関連医療機関，その他で研修可能

月間カンファランスの1例（7月）

月	火	水	木	金
	1日 レジデント講義 小児の口内疾患診療の仕方	2日 ライム病の診断と治療 小児と成人の中耳炎の相違	3日 診療科総回診 脳梗塞におけるTPAの役割と適応	3日 精神科学 新しいレジデントを迎えて
7日 行動科学 総合臨床医による意識障害の検査	8日 死亡症例カンファランス 先月の院内死亡病理検討会	9日 消化性潰瘍の最新治療法 診断の指針要注意事項	10日 診療科総回診 最新の抗不整脈薬の使い方	11日 精神科学 外来問題患者ケースカンファランス
14日 行動科学 ケースカンファランス	15日 救急医学講義 上部消化管出血の臨床と経過	16日 頭痛管理 臨床意思決定とその思考過程	17日 診療科総回診 テオフィリンの喘息COPDへの適応と問題点	19日 精神科学 向精神病薬治療方法と副作用
21日 行動科学 うつ病の診断と治療	22日 レジデント講義 女性ホルモン補助療法適応と経過	23日 作業療法とスポーツ医学 リハビリ膝関節	24日 診療科総回診 心筋症	25日 精神科学 入院患者ケースカンファランス
23日 行動科学 疾患と家族の役割	29日 講義なし	30日 抗生物質の選択方法 健康維持と健康増強	31日 診療科総回診 高浸透圧状態の病態と治療	

ローテイション先の事情ではない

・各研修先での研修
　Family Physician として修得すべき項目の研修

・研修先の都合では研修項目はきまらない

例えば循環器内科のローテイションでは心カテなどに入る研修は一切なく
心不全患者の薬物療法，降圧剤の使用方法の研修

後輩医師の教育は先輩医師の使命

・先輩医師は率先して新しい医学知識を吸収
・先輩医師がレジデントの教育に正式参加
・入院患者のケアにはアテンティング医師がレジデントを指導
・外来診療にもプリセプターとして月1回程度，半日参加

16 捨てる神いれば拾う神もいる
Dr. Reed との出会い

Dr. Reed との出会い

　米国内を数か所移動し面接試験にも慣れるとともに疲れていた頃です．英語もよく分からず，カンファレンスや日常会話での「笑い」やジョークが理解できず苦しんでいました．しかしながらカンファレンスでの疾患や病態は案外理解できたつもりです．私を断る理由だったのかもしれませんが，いくつかのプログラムでは，3年のレジデントとその後の2年のフェローまでの計5年を予定するなら考慮すると言われました．防衛庁との交渉では3年間のレジデント期間を認めていただくことでも難航しましたので，その時は5年などとうてい無理な話でした．米国内9か所の面接の最終地ピッツバーグにやって来た時のことです．空港からホテルに到着するとメッセージが残され，University of Pittsburgh の Dr. Reed に連絡するようにとのことで，早速連絡しました．Dr. Reed は奥さんの Nancy とともに車でホテルに来られ，私と家内を夕食に連れ出してくれました．教会を改装したレストランだったそうで，ロウソクのともるシックな雰囲気でした．挨拶が終わると早速 Dr. Reed から質問がありました．

Dr. Reed「Mike (Masayoshi では長いのでニックネームは Mike としました)! I read your personal statement. Please explain again why do you apply our program?」（マイク！君の理由書は読んだよ．何故われわれのプログラムに応募したか再度聞かせてくれないか？）
私「Because we do not have family practice residency training system in Japan. I would like to make it in the future.」（日本に無いからです．将来日本に創りたいからです）

Dr. Reed「I think it is interesting to have you in our residency program.」(君をわれわれのプログラムに迎え入れることに興味ある．)
私「Pardon?」(え？)
Dr. Reed「I said O.K. I will hire you.」(O.K.と言ったんだよ．レジデントして受け入れよう．)

　耳を疑いました．Family Practice Residency に応募した理由は述べましたが，何故 University of Pittsburgh のプログラムなのかの説明も出来ていませんし，たどたどしい英語でしか話せず，英会話の能力が低いことはすぐに分かったと思います．「I think it is interesting to have you in our residency program.」と Dr. Reed は婉曲表現で了承の意図を伝えていたにもかかわらず，私が理解していないようなのでダイレクトに，「I said O.K. I will hire you.」と言い換えてくれたのだと思います．

　しかし今から考えても何故 Dr. Reed が初対面の私に O.K. を出したのか理解不能です．考えられるとすれば，

1）医学知識があった．→　×日本で2年の研修をしたので多少の知識はあったが，あったとしても英語で十分に表現できていなかった．

2）英語が話せた．→　×日常困らない程度で，患者の会話を聞き取ることも，ジョークにも対応できていない．

3）熱意があった．→　△普通の米国人よりあったと思いますが，それが英語で十分表現されていたか否かは疑問．

4）うまがあった．→　◎お互い何となく気があった．上手く説明はできませんが，そういうことです．

食事が終わるとDr. Reedは市内のグラスビルと呼ばれる中心地に家内と私を連れ，短時間の観光案内をして下さり，その後ホテルに送ってくれました．部屋に入って先ほどのDr. Reedとの会話を家内に確認していました．
私「レジデントとして雇うって言ってたようだけど？」
家内「リップサービスでしょ．」
私「そのようには思わなかったけど…」

　狐につままれたような夕食会でした．翌日の面接は他施設と同じように朝のカンファレンスから参加し，複数の教官やレジデントと話をして帰路につきました．帰国と同時に大山先生，高谷先生に面接結果を報告しました．大山先生も私と同様Dr. ReedがO.K.をされたことが信じられなかったらしく，なるべく早急に書類での確認をして下さいとのことでした．正式な書類を頂戴し，同時にピッツバーグ大学Family Practice Residencyパンフレットの邦訳を持参して防衛庁に伺った際は，以前の留学先が決まっていなかった時の訪問と違って，何か戦勝勝利品を持参したような気分でした．

後日談
　Dr. Blandinoは数年前神戸大学に(注)大リーガー医として来ていただいた先生で，ピッツバーグから20数年来の親交があります．当時はDr. Reedに次ぐナンバー2のポジションにいました．私がプログラムを卒業する頃にDr. Reedの後任としてProgram Directorとなった方です．大リーガー医として神戸に来た際，彼から以下の話を伺いました．私がDr. Reedとの面接した頃の話です．

Ⅱ 米国で研修

Dr. Reed「日本人医師で Mike Hashimoto と名乗る人物からレジデント希望があるがどう思う？」
Dr. Blandino「国内でも米国人医師の希望者が多いので…でもなんでわざわざ日本から？」
Dr. Reed「日本には Family Practice など Primary Care の専門医制度がないので研修を受け，日本に帰国して創りたいそうだ．面白そうじゃないか．」
Dr. Blandino「でも英語は？先日面接の際に挨拶は交わしましたが…」
Dr. Reed「現段階では何とも．ただし日本で卒後2年の研修を終えているので，医学の知識は十分あると思う．私は雇おうと思う．日本からは初めての採用だし，Mike Hashimoto が来てくれることはわれわれ米国人にとって利があると思う．」
Dr. Blandino「私は反対です．英語が十分でなければ患者の会話も聞き取ることができず，十分な研修になりません．」

　有難いことに Dr. Blandino はピッツバーグ大学で日本人レジデントを見つけると，過去に Mike Hashimoto という日本人医師がいて，当初レジデント採用を拒否したが，それは大きな間違いだったと話しているそうです．現在では当時講師だった Dr. Kolb が Director に，レジデント時代同級生の Dr. Lori Stiefel は数年前からピッツバーグ大学に戻り，Program の Co-director になっています．また，日本人レジデント卒業生の竹大禎一先生が faculty の一人となられ，昨年から神戸大学臨床教授になっていただきました．たくさんの方々のお蔭で神戸大学の6年生4名を毎年安心してピッツバーグ大学に派遣しています．

(注) 大リーガー医　主として北米の一流臨床教育医．その高い臨床能力，教育能力，確固たる倫理観などから，北米で活躍する身体能力の高いプロ野球選手になぞらえ「大リーガー医」と呼ばれている．

メンターアドバイス

結局すべては Dr. Reed が責任を取ると言う条件で，私は採用になったと聞きました．私を採用して失敗だったらどう Dr. Reed が責任をとったのか分かりかねます．多分それは私が Residency 途中で「キックアウト」になり，進級できずに日本に戻っていたものと思います．
さらに Dr. Blandino は次の言葉を私に発しました．
「Mike を採用しないよう発言したことは，私の人生の中で最大の間違った判断だった．」
Dr. Blandino から上記の話を聞いた最近の私は，以下のように回答しました．
「その通り，間違った判断でしたね．それにしても Dr. Reed は人を見る目がありましたね．」

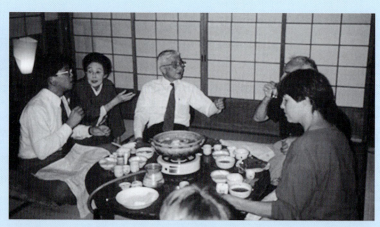

高谷治先生と Dr. Reed 夫妻　Residency 終了後 Dr.Reed が来日され京都にて

Ⅱ 米国で研修

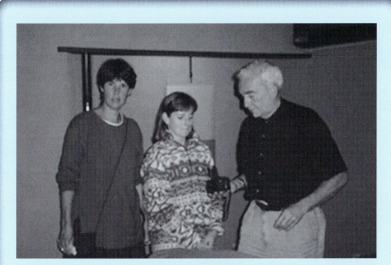

Dr. Reed 夫妻

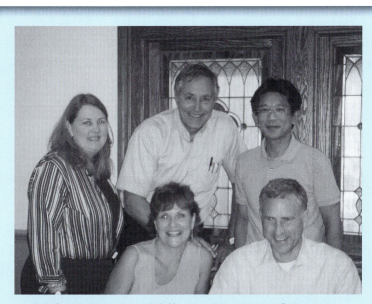

中央奥 Dr. Blandino 中央前　Dr. Blandino の妻 Barbara
右　Dr. Kolb
左　Dr. Stiefel

17　3年間の Family Practice Residency 開始

出国

　米国での Residency 開始は毎年7月1日であるため，多くの施設ではその1週間前からオリエンテーションが行われます．防衛庁と交渉を行いオリエンテーション開始直前の週末土曜日にピッツバーグ入りできました．出国の JAL では東京からロサンジェルスへ向かい，ロサンジェルスでピッツバーグ行 USAir に乗り換えました．成田空港から JAL へ乗り込んだ際，家内が座席の椅子の金属破損部分に手をひっかけ，ほんの少しですが指にかすり傷を負いました．自分が米国でレジデントになる不安と異国での生活の不安，新天地への期待感はありましたが，不安の方が圧倒的に大きかったと思います．妻は日本から連れ出す唯一無二の大事な家族です．Cabin attendant を呼びバンドエイドをもらいましたが，「テメェ俺の大事な家内に怪我させやがって，ただじゃ済まさねェーゾ．」とエコノミークラスの乗客が，Cabin attendant を怒鳴りつけたい気持ちと，JAL の機体を思いっきり蹴飛ばしてやろうと思ったことを昨日のように思い出します．

　ピッツバーグ空港では有難いことに Dr.Reed 自身がわれわれ夫婦を迎えに来てくださいました．この時の有難い経験が忘れられず，以来日本からの客人や日本への客人など，可能な限り空港へは出迎えに行くようになりました．住居に関しては出国前 Dr. Reed が相談して下さったらしく，次の就職のための面接の理由からか，しばらくピッツバーグを離れる3年を卒業する米国人レジデントから連絡が入りました．彼女の好意からしばらく彼女のアパートを無料で使って良いと言う連絡でした．交換条件として彼女の不在間，アパートにいる一匹の猫の面倒を見て欲しいとのことでした．しかしながら生き物は死ぬことがありますので，丁

重にお断りしました．外国人がピッツバーグ入りするまで住居を決めることは困難であろうと，Dr. Reedの取り計らいで"Marlin Arms"に無料で住むことができました．そこは患者の家族が宿泊できる病院付属施設で，10家族程度が暮らせる5階建てアパート施設でした．日本で言う2LK程の広さがありました．Dr. Reedは私にアパートが決まり入居できるまではMarlin Armsで生活できるよう取り計らって下さったのです．その後週末の土日を中心に家内と共に複数のアパートを見て回り，Shadysideにある630 Clyde Stのone bed roomアパートに決め引っ越ししました．

You will be sued.

メンターアドバイス

　1990年6月最終週の月曜日朝8時，病院地下の大講義室でオリエンテーションが始まりました．Family Practiceのみならず，内科や外科のresidents, fellows, 看護師，薬剤師，放射線技師等，新任の医療従事者も含めてのオリエンテーションでした．米国人同士も初対面が多く，皆が緊張しながら自己紹介している様子が伺えました．私の他同期7名のFamily Practice Residentsはこの年は全員がアメリカ人でした．7名は誰も親しみの持てる医師たちで，私の先入観からか，Family Practiceを専攻する人は心根が優しく，「良い人」が多いのではないかと思いました．同僚と初顔合わせが終わりホットしていると事務方からの説明が開始されました．

「You will be sued.」あなた方は訴えられます．
開口一番の言葉です．「皆様を迎え入れることを光栄に思います．」，などと言ったありきたりの挨拶を期待していた私にとって，頭から氷水を掛けられたようで，米国での医療開始に身が引き締まる思いでした．

真っ赤な下着

　7月1日からは外来・入院患者の診療が始まりました．全てが新しい体験で，本当に右も左もわからない状況でした．当直は on-call とよばれ1年目は 4-5日に一度病院に宿泊しました．ただし on-call がどういう仕事をするのか詳細が分からなかったため，Dr. Reed は最初の1か月は同期の7名が on-call に就く際，彼らに引っ付き，extra として勤務し仕事を観察するよう指示されました．On-call は夕方になり病棟勤務の residents から入院患者を引き継ぎ，複数のビーパー(ポケベルです)をもらい，腰にぶら下げ 17:30 から翌朝 8:00 までの救急経由の入院対応と，既に入院している患者の急変対応に終始しました．同期女性 resident とも on-call を一緒にしました．仮眠室は部屋の内側から鍵のかかる個室が用意されていましたが，仮眠を取れる(大体午前 1-2 時から 5 時頃)までは他科 residents とともにラウンジにたむろしていました．午前1時を回って私の仮眠室入ると，そこには明らかに女性ものと思われる真っ赤な下着がベッド上の白いシーツの上に放置されていました．私の方が赤面してしまいそうでした．仮眠室を間違えた本人とおぼしき resident にその旨伝えると，"Sorry. That's mine. I will put it away later."(ごめん．それ私の．後で片付ける．)と何も臆する様子の無い反応に，文化や慣習の違いを感じました．

NRMP
マッチ後臨床研修開始

・Dr. David E. Reed の承諾　研修開始
　　6月23日から一週間研修 orientation

・米国人7人と一緒の研修
　　日本人医師は初めての採用

・7月1日からは外来・入院 on-call 研修開始

・女性研修医とおなじ部屋

・当直室に脱がれた　真っ赤な**下着**が…

18 彼我の違い―診察室の構造　EBMとSanford

EBM

　EBM(Evidence Based Medicine)は今でこそ広く用いられている概念ですが，1990年すでに米国の臨床現場で適応されていました．急性膵炎の若年男性の入院患者を受け持った時のことです．日本で研修医の際，急性膵炎の患者を治療したことがありました．私は早速日本での治療同様にFOY，フォイパン，フサンなどのタンパク酵素阻害薬の点滴が必要だと主張し，準備しようとしていました．すると同じチームの2年目residentから，「胆石，アルコールの既往が無く，重症例でない急性膵炎患者にタンパク酵素阻害薬を使う有効性の報告はあるのか？」と聞かれました．

　EBMの概念すら知らない私は返答できる知的レベルに無く，膵炎だからタンパク酵素阻害薬を使って組織の破壊を防ぐのだという短絡的な答えしか持ち合わせていませんでした．2年目residentは早速私に，「胆石，アルコールの既往が無く，重症例でない急性膵炎患者に対する保存療法とタンパク酵素阻害薬治療の比較」複数の論文を渡し，読むよう指導してくれました．そこには絶食で補液を行うことと，タンパク酵素阻害薬治療を追加して治療を行っても結果に差が無いことが記されていました．今から考えれば大規模臨床研究でも無いと反論することも可能だったでしょうが，当時はこのような臨床研究論文があることも知らず，治療を行おうとした自分が恥ずかしくなりました．彼らの理屈はとても簡単で理解しやすく，同じ治療効果であれば費用の安い方，侵襲や被曝など患者への負担の少ない方を選択していました．特殊症例はその都度カンファレンスで治療方針の検討が行われていました．

この経験のお蔭で，その後は上級生やfacultyに種々質問を投げかけては自分の医療行為が正しいか否か，その治療行為にエビデンスがあるのか気を付けるようになりました．

Sanford says!
　抗菌薬の使用も同様に EBM に基づいて行われていましたで，どの臓器の感染か，起炎菌が同定できているのかいないのか，抗菌スペクトルは，宿主状態は etc. に基づいて使用薬剤が決定されました．その際医療従事者のポケットにはいつもあり，residents や faculty が参照していたのが Sanford の「熱病」でした．どの抗菌薬にするか議論が白熱した際でも，最終的には「Sanford says.」（サンフォードに書いてある）の鶴の一声で決定されることが多々ありました．（**本書項目 10. 参照**）

死に際
　92 歳の膵臓癌，全身転移．肝硬変の女性患者を受け持ちました．意識も日に日に低下し，死期が近いと思われた頃です．私は患者のそばにいる時間を長く取り，いつ死んでもその際ベッドサイドにいられるように準備していました．そのため受け持ち患者全員 (10 名程度いました) の回診が十分でなく，特に変化の無い患者はほったらかし状態でした．病棟から私の行動を聞きつけた 3 年目女性 resident から言われました．
3 年目 resident「Mike．どうして 92 歳のこの患者の所ばかりいるの？」
私「もうすぐ死にそうなので．」
3 年目 resident「もうすぐっていつ？予測できる？Mike がここにいてあげると，この患者は良くなる？」
私「いつかは誰にだって分かりませんよ．死に際に担当医がベッドサイドにいてあげるのは当然でしょ．」
3 年目 resident「だからと言って Mike がずっとここにいて良い訳ないわ．診てあげなければいけない他の患者はどうするの？」
私「でも日本では…」
3 年目 resident「日本ではどうかわからないけど，この患者は既に色々手を尽くして今の状態でしょ．予後は良くないわ．死亡確認が必要な際は看護師から連絡が入るから，それまでの間は受け持ちで対処が必要な患者に Mike の時間を使ってあげて．」

誠にごもっともな説明でした．癌の末期患者に手の尽くしようがありません．ただ一緒にいてあげるだけの行為に私の時間を使うことは決して誰のためにもなりません．強いて言えば私の自己満足だったのかもしれません．日本での研修医時代は死期の迫った患者に私がずっと付き添っても，上級医達がそれを見越して私の担当患者の診療をカバーしてくださったのだと思います．しかし，ここ米国ではその行為は無駄であるだけでなく，他の患者への冒涜のように受け取られ兼ねないことに驚いた経験でした．

診察室の構造

　Residents が外来研修を行う診察室は誠に効率良く作ら運営されていました．日本の外来診察室では医師や看護師は診察室に固定し，その診察室に順次患者が出入りします．そのため，診察準備のための患者の脱衣や，診察後の着衣にどうしても「付き合わされる」ことになります．ところが，私が研修を行った際は一人の resident に診察室が2つ，時に3つあてがわれました．一つの診察室で診察している間に，看護師は次の患者を別の診察室に呼び入れ，われわれが入室した際すぐに診察できるよう脱衣して診察着に着替えるよう患者に指示し，バイタルをチェックしてくれるのです．そのため，診察が終わると患者にさよならを言い，ゆっくり着替えて帰宅するよう話します．すぐさま患者が待機している別の診察室に入り，診察に取り掛かれるようになっていました．着替えが終わった患者の部屋には，その次の患者を入れて準備するという具合です．

　また当時診療録は音声で録音テープに吹き込み，その録音テープをタイピストがプリントアウトしてくれるシステムになっていました．テープ起こしのタイミングは患者の病状によって，STAT(今すぐ)，24時間以内，1週間以内にするよう医師が指示を出すこととなっていました．私にとっては英語や英語でのカルテ記載に慣れていなかったため，この作業はとても苦痛でした．しかしながら英語表現にも慣れ，カルテの記

載順序等が分かってくると，手書きする必要なく，自分でパソコンから入力する必要も無かったため，かなりの時間節約ができました．米国ではすべてこのようなシステムなのだろうと思っていましたが，他の病院すべてが同じではなく，ピッツバーグ大学はかなり進んでいたようです．

診察室の件は十分な数の診察室が確保できなければ運用できません．またカルテの件も十分な数の小型録音機，電話からの録音装置，また医学医療用語の分かるタイピストの採用が必要です．一例に過ぎませんが，医師をサポートする多くの職種やシステムがピッツバーグにはありました．

心肺停止患者

　心肺停止の患者を救うチームはCAT(Cardiac Arrest Team)と呼ばれ多職種混合チームが常在しました．これば米国では圧倒的に心疾患が多く，院内での入院患者がかなりの回数心肺停止を起こすため，必要に迫られて組織されていたのだと思います．

　心肺停止の患者が発生した際はover headでオペレーターが全館放送でcallしました．例えば「CAT 6floor」とコールがかかるとon callのresidentsとCATチームは6階に向かいます．on callのresidentsはFamily Practiceのみならず内科や外科またfellowも含め複数いました．CATチームには担当の麻酔科医師，薬剤師，心臓マッサージをしてくれるキン肉マンのような人(職種は忘れました)がいて，われわれ医師は患者を救うための指示をすることのみ求められました．すなわち脈が触れていなければ心マを開始するよう指示すると「Yes, sir!」のごとくキン肉マンが心マを開始しました．呼吸管理は麻酔科医がしばらくバッグマスクで換気してくれますが，挿管が必要と判断するとわれわれの指示にて麻酔科医師が手際よく挿管してくれました．アドレナリンやアトロピンの使用も「入れてくれ」と言えば薬剤師が準備しivしてくれました．また薬剤師は時間経過をみて，「前回のアドレナリン投与から5分経過しました．次行きます？」などの報告や勧告まで行ってくれました．on callのresidentsはiv lineやcentral lineを取りましたが，直接手を下したのはそのくらいです．

II 米国で研修

メンターアドバイス

　自分の指示とそれに対する患者の反応に基づき，次に何をするか指示を出すだけで良かったのです．BSLやACLSと言った救急救命処置に関して関係者が熟知し，医師をサポートするシステムが良く機能していました．日本で当直時に心肺停止患者を担当した際は，上記ほぼ全ての作業を一人で行わなければならなかったことを考えると，雲泥の差がありました．

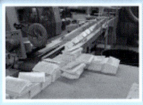

山積み

- Mike Hashimoto?
- 研修医やアテンディングのポケットに
- 何でその抗生剤...?「サンフォードsays」

Sanfod Guide to Antimicrobial Therapy 2007(Japanese edition)

Japanese translation of the 2007 English edition. This is the sixth consecutive Japanese edition. Translated by Mike Hashimoto, MD and his colleagues at Kobe University Medical School in Japan, Published in cooperation with Life Science Publishing, Tokyo. Size is 10x 18cm. Additional contact information for our Japanese customers:info@lifescience.co.jp　サンフォードホームページより

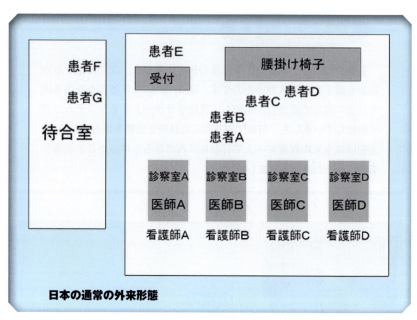

日本の通常の外来形態

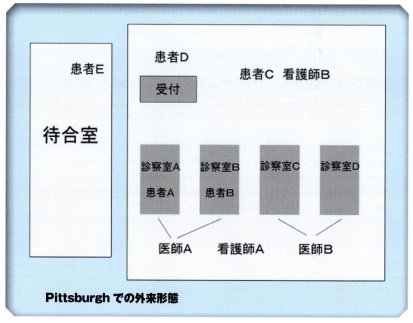

Pittsburgh での外来形態

19 英語での失敗談

　数えきれない程の失敗をしました．神戸大学では6年生の全人医療の講義があり，留学中の「英語での失敗談」の講演を2時間かけて行った程です．日本で研修医を経験したこともあって，患者の病態や病状などの医学知識はある程度ありました．しかしながら患者が使う一般用語や日常表現が分からないことが多々ありました．難しい医学用語を用いてのカンファレンスや知的レベルの高い患者との会話は比較的容易でした．ところが日常語で使う「貧乏ゆすり」(jittering or fidgeting)や「色目を使う」(ougle or leer put the eye on)などの表現を知らず，知らないために患者に言われてもわからない状況でした．

　同僚residentの家で同期8人が集まって夕食会の際，トイレを貸してくれ．の意味で，「May I borrow the bathroom?（トイレ借りていい？）」と言うと，「Mike, you can not take the bathroom back to your apartment.（マイク，トイレは君のアパートに持っていけないよ．）」と言われ，borrowが借りるの意味でも持っていけるものを借りる，のだということがわかりました．使わせてもらうわけなので，「May I use the bathroom?」で良かったのです．

　時々日本の医療現状を聞かれることがありました．日本ではどんな疾患が多くみられますか？と聞かれた際に，胃がんが多いと答えたつもりで，「Gastric cancer is popular in Japan.」と言うと，相手にきょとんとされ，「Why people like gastric cancer in Japan?」と聞き返され，よくよく考えた所popularをcommonの意味で間違って使っていたことに気付きました．

Common：普通の　良くある　通常の
Popular：人気のある

　Common diseaseと言いますが，popular diseaseとは言いません．病気とは縁の無いような元気な若い女性たちが，「死ぬのだったら白血病が良いわ．」などと言った冗談の会話は別として，病気に人気があるのもおかしな話です．

　Diaper Rashと言う単語を知らず，患者の母親から聞いたDiaper rashを難しい医学用語だと勘違いした話は「**コラム**」で書きましたのでご参照ください．

　先ほど18章で担当した92歳の膵臓癌患者，全身転移の患者を受け持った時のことです．肝転移もあったため凝固因子も作られず，毎日下血していました．輸血の適応も無かったため，私は看護師からのShe bleeds again．と言う報告を聞くのみで，何もできない歯痒さを感じていた時です．ある日ビーパーで呼ばれたためcall backすると看護師は，
「She stopped bleeding．」（出血が止まりました．）
と言うではありませんか．
「That's great. How come she stopped bleeding．」（そりゃすごい．何で出血が止まったの？）
「NO. NO. NO. Dr. Hashimoto, she stopped bre-------athing！」（違います．橋本先生，彼女の呼吸が止まったのです．）
bre-------athingの発音の長かったこと長かったこと．Rの発音を意識してlとの違いを強調して私に話してくれました．
すぐさま病室に駆け上がり，親戚の方にご臨終の説明をする際のしどろもどろの様子は他所に「**コラム**」で書きましたのでご参照ください．

　救急室にみすぼらしい高齢者が運ばれ，彼女の病態に関してのカンファレンスが始まりました．あるレジデントが患者の主訴を聞きたいために

以下の質問をしました．
「What brought her to the ER?」(何で救急に来たの？)
Program Director の Dr. Reed が答えました．
「Cadillac!」
カンファレンス参加者は私以外どっと笑いだしました．
What brought her to the ER?
には，何で救急に来たのかという症状の理由とともに，交通手段を問う意味もありました．身なりが悪く，お金もなさそうな高齢者が，高級車 Cadillac で救急に連れてこられるとは誰も予測できず，そのギャップが笑いにつながったのです．

　ある時私が病棟で勤務している際，電話である店の営業時間を聞いていました．
「From what time is your shop open and what time is your shop closed?」
(あなたのお店は何時から開いて，何時に閉まりますか．)
隣で勤務していた同僚の米国人 resident に言われました．
「Mike your English is polite but I'm afraid it is too long. Many of the Americans can't wait.」(マイク，君の英語は丁寧だけど長すぎる．多くのアメリカ人は待てないよ．)
「What should I say?」(何て言ったら良いの？)
「What's your hours?」(営業時間は？)
こんな調子で，事あるごとに同僚からは生きた英語を教えてもらいました．

難しい英語をアメリカ人は知らない
　数メートルの崖から落ちた患者が救急室に搬送されました．幸い意識もあり，神経症状も出ていませんでした．話を聞くと崖から垂直に落下したようでした．患者の使った「fall plumb down」と言う表現が分からず，診察後上級医師に報告に行った際，患者は崖から「perpendicularly」に落ちたようだと説明しました．受験英語で「垂直に」が「perpendicularly」

と言うことは知っていました．すると上級医師は以下のように言いました．
「Mike, Americans do not know the word such as "perpendicularly".(マイク，アメリカ人は perpendicularly なんて単語は知らないよ．)
私たちが受験英語で知った難しい英語は，アメリカ人でさえ広く知らないという事実をこの時初めて知りました．

要領の良いアメリカ人 Americans are goldbricks.

　ある晩当直をしていた際のことです．午後 11:45 頃ビーパーで呼ばれました．病棟からの call で看護師の話では 75 歳白人男性が呼吸困難を訴えているので診て欲しいとのことでした．看護師から call があった際は日本でも電話での指示だけでなく，原則患者のもとへ行き，診察を行うこととしていました．病棟に駆け上がり患者に会うと聴診器を使わなくても聞こえるようなひどい喘鳴でヒューヒューと呼気を長くしながら苦しそうにしていました．一見で喘息発作と分かりました．同席した看護師はすでに低用量の酸素投与を開始していました．カルテを見て過去にも発作があることを確認して静脈からステロイドの投与を指示しました．引き続きビーパーで呼ばれたため，違う病棟の患者もとへ走りました．次の患者の診療がひと段落したところで，先ほどの 75 歳男性の病棟へ症状の確認に戻りました．ステロイド投与開始から 30 分たった頃です．

私「いかがですか？」

患者「ああお蔭で大分良くなったよ．息が楽になった．」

私「それは良かったです．」

患者「先生は何処の国の出身か？」

私「日本です．生まれも育ちも日本です．」

患者「そうか．Americans are goldbricks. だからな．」

私「Americans are 　…?」

同席していた看護師が笑ったような，困ったような顔をしました．

II 米国で研修

　翌朝この患者のもとを訪れ，喘息発作が良くなり，昨晩ゆっくり眠れたことを確認しました．その際 Americans are goldbricks. の意味を尋ねた所，goldbrick はにせもの，まやかし品，勤務を怠ける兵士と言う意味でした．この患者は過去にも同じように入院中に喘息発作が起こったことを話してくれました．患者によれば昨晩患者が看護師に連絡してからものの5分もしないうちに私が彼の病室に現れたそうです．以前入院の際はアメリカ人が当直で，なかなか来てくれなかたので，長時間喘息の発作に苦しんだ話をしてくれました．彼自身の体験からの一言でした．

メンターアドバイス

　米国人医学生や residents の中にはカンファレンスなどで積極的に発言したり，知っている知識をこれ見よがしに披露する人もいました．また時に彼ら彼女らと勤務した際，立派な診療録は書いているものの，患者の診察はほとんどしていなかったり，その患者の急変時に的確な行動が取れなかった resident を見かけたこともありました．「言う割には行動できない」米国人がいることはうすうす気付いていましたので，患者から
Americans are goldbricks.
という言葉を聞き，妙に納得してしまいました．

コラム

"おむつかぶれ"

　初めての外来診療は Shadyside Hospital Family Health Center で行ったのですが，一番最初に診察したのは生後2か月の赤ん坊でした．ご多分に漏れず話し好きの3人の子持ちの母親が相手です．母親がいったい何を言っているのかさっぱりわからず，とはいうものの"おむつかぶれ"らしきものを私に見せて，
「多分 diaper rash だと思うが」
と言うではありませんか．私が"おむつかぶれ"の正確な診断名などわからないのに，どうしてこの母親は医学用語らしき言葉で診断名をズバリと言ってのけるのだろう，と不思議に思いましたが，
「ははぁ，アメリカでは主婦の医学への関心が高く，医学知識がとても豊富なのだな」
などと一人で納得，感心したものです．私の医学知識というより，一般的英語知識の欠如のため，diaper なるものが，いったい何を意味するかわからなかったのです．上級医師 preceptor（レジデントの外来診療相談役）に
「This mother is great. She understands her baby's problem and also knows the diagnosis.（この母親はすごい．赤ちゃんの問題点と診断名まで知っています．）」
と興奮してコンサルトに行ったものです．その日，家に帰ってから辞書で diaper が"おむつ"のことだと判明し，例の母親は
「おむつかぶれだと思うけど」
と言っていたのだとわかって，一人，赤面いたしました．

コラム

" It is the time for her to leave us. We did our best. "

　family practice 診療科で受け持っている入院患者を，私が初めて受け持ちました．92歳の膵臓癌，肝硬変の患者です．老齢でもあり，肝臓・膵臓転移があり，きわめて保存的に対処療法を行っていました．脳梗塞，さらに肝性昏睡も手伝い，言葉もしゃべれませんでした．経鼻栄養と中心静脈栄養を行っていました．ある日，看護婦より報告があり，経鼻管より鮮明な血液が引けるとのことでした．肝硬変による食道静脈瘤からの出血です．もちろんオペ適応はなく，身寄りもあまり親しくない姪が一人いるだけです．氷水による胃洗浄で，とりあえず，出血は止まっていました．最初の出血より3日後のことです．看護婦よりピーパー(ポケベルのこと)で呼ばれました．

看護婦："Dr Hasimoto, the patient stopped <u>ブリーディング</u>."（橋本先生，患者の出血が止まりました．）
私："That's good, How come it stopped bleeding."（それはよい．どうして出血が止まったのかな ＜私の頭の中は出血に対処することでいっぱいでした＞．）
看護婦："No, no, no, Dr.Hasimoto. The patient stopped <u>BREATHING</u>."（違います，橋本先生．そうではなくて患者の呼吸が止まったのです．）
私："You mean the patient died?"（患者が死んだっていうこと？）
看護婦："Yes. Please come up to the room."（そうです．病室まで来て下さい．）

　なんのことはありません．患者の呼吸が止まったことを看護婦が知らせてくれたのです．患者の出血のことばかり考えていたうえに，慣れていない英語ゆえの失敗でした．私には breathing と bleeding が聞き分けられなかったのです．姪に当たるご婦人が看護婦より知らせを受けて，じきに病室へ来るという報告を受け，さて，なんと言ったらよいものか皆目，見当がつかず，

　"ご臨終です，とは何と表現するのか？"
と同僚に聞いたところ

　"It is the time for her to leave us."（われわれとお別れする時期が来ました．）
あたりが無難であろうということで，たどたどしい英語で努めて神妙に，額に汗を流しながら，その姪のご婦人へ言いました．

神妙になりすぎて，声が小さかったようです．
　"I beg your pardon ?"
と例の姪のご婦人に，聞き返されました．
　"はて？　おかしい英語表現かな？"
とは思ってみたものの，知っている表現がそれしかないのです．それに，自分が悪いことをしない限り，"I am sorry."などという表現は絶対に使ってはいけない，とたびたび諭されてきたために私はしばらく絶句しました．時間がものすごく長く感じられました．ああ何か言わなければいけない，と思いつつも，知りえた知識は限られています．そばで見ていた看護婦があきれたのか，不憫に思ったのか，
　"Dr. Hasimoto said that it was the time for her to leave us. It cannot be helped. We did our best."（橋本先生はご臨終とおっしゃいました．避けられないことです．われわれは，できることはすべてしました．）
と堂々と言ってくれました．日本ではどんな時でもたいてい，
　"ご臨終です．至りませんでした．"
と自分たちの無能をわびる表現を使うのが一般的だと思います．視点が変われば，患者が死んでも，われわれはできることはすべてやったのだ，という前向きの発想ができるのだなと，発想の転換を味わいました．
　姪のご婦人は，"Thank you for everything."と述べて，イスに深々と腰かけました．看護婦が私に向かって，
　"Dr. Hasimoto, Let's step out and leave her alone with Mary."（橋本先生，外に出て患者と姪の2人きりにいたしましょう＜Maryは亡くなった患者のファーストネーム＞．）
と助け舟を出してくれたため，私はかろうじて患者の病室より脱出することができました．少なくとも30分，いや1時間か2時間に感じられましたが，姪と会ってから，ものの5分もたっていなかったようです．病室から出たときは，汗がどっと噴き出てきたのを覚えています．
　この患者のように心肺蘇生の適応でない患者の場合は，保存的治療は続けるものの，死亡に至っては看護婦がその時点でdoctorを呼び，doctorが死亡を確認することになっています．日本では心肺蘇生適応のいかんにかかわらず，たいていの場合，最低限，研修医，看護婦が臨終の場に付き添うことを要求されましたが，彼我の違いのあまりの大きさに驚愕させられ，米国の合理主義を身をもって体験した出来事でした．

20 杉浦千畝のこと

医療と社会

　米国で臨床を行うと，医療と社会は切っても切れないものと強く実感します．医療制度には保険が関係し，その背景には国や自治体の経済状態も反映されます．各国の歴史的背景も，またカトリックの病院では妊娠中絶そのものを行っていないなど，宗教も深く関与しています．医療と社会が関係あることは当然のことですが，日本で診療を行っていた際には，それを強く認識する機会がありませんでした．人種，言語，慣習，保険制度が似通っていた日本では，それらを意識して診療にあたる必要が少なかったのだと思います．宗教に関しても日本では仏教と神道は喧嘩することが少なく，また仏教と神道とも他宗教へ寛容であるため，その争いはほとんど顕在化していません．時に宗教を聞かれることがありましたが，熱心な信者でも無かったため「仏教です．」と回答することを，最初はやや躊躇していました．また，日本人の中には「無宗教」と平気で回答する人がいました．しばらく米国で生活して感じたことは，キリストやイスラムなど一神教を主とする人々には「無宗教」と言う表現を理解することが困難であり，宗教を持たない人は人では無いとまで誤解されかねないことでした．

　現に大多数の日本人の宗教は仏教や神道と思います．しかしながら，初詣やお彼岸などを除き，定期的かつ熱心にお寺や神社を参拝する人は少ないのではないでしょうか．熱心でなくとも自分が死んだ際のお墓は決まっているはずです．神戸大学の学生には実習の際，自身の宗教を尋ねたことがありますが，やはり時に「無宗教」と回答する学生がいました．その際は学生に帰宅後自分が死んだらどうなるか両親に尋ねるように話したことがあります．死んだらどうなるか両親に尋ねるよう話す教官も

珍しいとは思いますが，自分の宗教を認識しておくことは重要ではないでしょうか．

　私自身の体験から，国外で宗教を尋ねられたら，信心深く無くても「無宗教」と回答するのではなく，自分の宗教をはっきりと述べるよう話しています．その上で必要あれば，
I am Buddhism and generous to other religions.
と付け加えることで，日常生活で信仰上の争いは通常生じません．

　アルコールはもちろんのことヘロインや麻薬中毒患者，麻薬を静注したために HIV 感染を起こした患者，幼時虐待など救急室や外来診療室は社会の縮図のようでした．Family Practice では外来診療にも重点が置かれていました．1年目は週1日，2年目は週2日，3年目には3日以上が割り当てられていました．日本では今でも研修医の2年が終わった後に外来診療を受け持つことが多いのが現状です．しかしながら米国では1年目から外来診療を行っていました．外来では手厚い指導があり，1年目は外来患者診察の際は必ず preceptor に報告するルールとなっていました．

　この preceptor とは，外来での指導医を一般に指します．Resident が診察所見の取り方が分からなかったり，検査をすべきか，経過観察をすべきか迷った際の相談役です．学内や施設内の教官はもとより，近隣で開業している residency 卒業生が担当していました．

　月半日または1日を後輩 residents の教育のために，自らの開業時間を割いて来てくれているのです．後輩医師の教育は先輩医師の使命であることを実感しました．またこの体験が必然的に卒業した際に後輩の教育に当たらせているのです．もう一つ新鮮だったのは開業医の先生方も大学内でのカンファレンスに参加していることでした．参加のみならず時に講師として講義も担当されていました．

　日本では大学や大学病院または指定された教育病院のみが医学生の教育を行うところと言う認識がありましたが，米国では開業している先生のもとへ医学生やレジデントの派遣が普通に行われていました．

杉原千畝

　ある日の外来での出来事です．アイルランド系米国人夫婦が一緒に受診されました．夫婦ともに血圧が高めであることを心配され受診されました．高血圧や高血圧の合併症に関して，また内服薬に関して一通りの説明が終わった際に，

患者「Dr. Hashimoto は日本人ですか？」
私「そうです．ずっと日本にいて，つい最近ピッツバーグに来ました．」
患者「日本人ならチウネスギハラを知ってますか？」
私「チウネ？知りませんが，．，．」（患者の知り合いの日本人と思っていました．）
患者「彼がいなかったら私達は存在していなんです．」
私「どうしてですか？」
患者「私達夫婦の両親は第二次大戦の時，チウネスギハラが書いてくれたビザのお蔭でアメリカに亡命できたんです．その後それぞれの両親から私達が生まれ結婚しました．」
私「そうだったんですか？でもその人は有名な方なのですか？」
患者「当然です．」
私「後で調べてみますので，名前を書いてもらえますか？」

会話はそこで終わりました．私が日本人であるにもかかわらず，杉原千畝を知らなかったので，それ以上会話を続けても無駄だと思われたようでした．夫は診察机の上にあったメモ用紙にローマ字でチウネスギハラと書いて私に渡し診察室を出ていかれました．

　杉原千畝は第二次世界大戦中リトアニア領事館に赴任しました．そこにはナチス・ドイツの迫害により欧州各地から逃れてきたユダヤ系難民が押し寄せました．杉原は外務省からの訓令に反して，大量のビザ（通過査証）を発給し，およそ 6,000 人にのぼる避難民を日本経由で米国に亡命させ，彼らの命を救った人です．政府はドイツとの同盟関係上ユダヤ人迫害を黙認してきたのです．そのためユダヤ系難民にビザを発給することは同盟国として許可することができず，杉原千畝も彼の人道的行為も

歴史の裏方へ葬られていたのです．2000年，河野洋平外務大臣による公式の名誉回復がなされるまでは，私を含め日本人は彼の存在を知らされていなかったのです．米国ワシントンD.C.にあるホロコースト記念博物館では，名誉な行為を行った人物として，日本人としては彼のみが展示されています．

メンターアドバイス

　戦後生まれの私には，第二次大戦は遠い昔の出来事と思っていました．しかしながら杉原千畝が救った人達から生まれた人を患者として診察する現実に，歴史の連続性を強く認識しました．また敗戦国としての負い目からか，ともすると日本のみが戦争で罪悪を犯したような歴史教育も，どこか間違っているのではないかとこの時思うようになりました．将来の日本や世界を担う人々には，正しい歴史教育と歴史認識が必要であることを強く感じました．

医療　　歴史・社会・政治・経済・宗教

杉原千畝　日本版　シンドラーのリスト
　　リトアニアの領事　ナチに迫害されるユダヤ人にビザを発給し，日本経由でアメリカに逃がせた
ホロコースト記念博物館

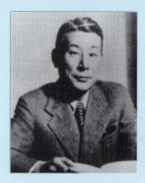
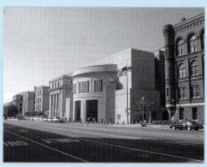

21 上級レジデントとして

上級 resident の役割

　1 年目の resident から学年が進むと当然下級生を監督，指導する立場に立たされます．入院患者研修の際には，3 年目 1 人，2 年目 1 人，1 年目 3-4 人がチームとして診療にあたります．米国での研修で驚いたことの一つに，上級 resident は本当に知識が豊富で，要領良く診療を行っているとともに，下級 residents を上手く使いこなしていることでした．私が 1 年目の頃，分からないことを質問すると 3 年目 S 医師から，担当症例に関する文献をドサッともらった記憶があります．「質問はその資料を読んでから．」という雰囲気でしたが，1 か月の研修期間中に全ての資料に目を通すことは困難であり，いただいた資料を読破できなかった後ろめたさもありました．そのため私自身が入院患者研修の上級 resident の役に就いた際には，下級 resident に不必要な資料や文献は配布せず，質問を受けた際は何とかして自分で調べて教えてあげようと考えていました．研修中に特徴的だったのは 3 年間どの研修においてもその終了時，個々の resident にアンケートが渡され，自分が受けた研修に関しての意見聴取がありました．

　上記体験があったので，私が 3 年目の上級 resident として入院患者研修を行った際には，チームの residents 達へは可能な限り文献の配布は少なくしました．1-2 年目 resident からの質問は，私自身で図書館へ行ったり，文献検索してから回答していました．自分では上級 resident として下級生 residents に対して良く指導を行ったと感じていましたが，後日 Dr. Reed から呼び出されました．
Dr. Reed「先日の入院患者研修の件で話がある．」

私「承知しました．」良くやったとお褒めの言葉でも頂戴するのかと思っていた所，全く事情が違いました．
Dr. Reed「ある1年目のresidentからのMikeの評価だが…」
私「いかがでしたか？」
Dr. Reed「不満足とある．理由は症例に関する文献の配布が無く，質問するとMikeが調べてしまうため，自分自身で調べることができなかったそうだ．」
私「?(だったら自分で調べろよと思いつつ)文献に関しては過去の自分の経験から不必要なほどの量をいただいたことがあり，努めて少なくしようと思い意図的に実行しました．聞かれた質問は私が分からなかったので，自分で調べてあげた上で回答したのです．」
Dr. Reed「そうか．しかし，この1年目のresidentは症例に関する文献も欲しかったし，Mikeへの質問は，その調べ方を聞きたかったようだ．」
私「そうだったんですか．私が良かれと思ってしたことでしたが，人によって受け取り方が違うのですね．」
Dr. Reed「その通り．人を見て指導するやり方を変えないとね．一律の同じやり方では上手くいかないと思う．現に他の下級residentsはMikeの指導に満足しているものもいる．今後はこの経験を生かして下級residentsの指導に当たるように．」
私「承知しました．」

Dr. Reedに「不満足とある．」と言われた時は，幾分感情的になり，反論も試みました．しかし，話を聞いているうちに「教育」に関して自分が気付いていなかった点を指摘され，目から鱗が落ちる思いがしました．下級residentsのことを思って良かれと思ってやったことも，人によっては受け取り方が違うのです．学習方法は人によってそれぞれ違い，その人を見て指導の方法を変える重要性を認識できました．それにしても制度としてこのようなフィードバックを実施していることが何より重要だと思いました．

II 米国で研修

問題研修医

　別の機会の入院患者研修の時です．私と同じようにアメリカ人でない外国人 resident とともに勤務する機会がありました．ロシア人のAと言う下級生 resident です．彼はロシアの医学校を卒業し，7年間ロシアで外科をしてから渡米してきたと聞いていました．彼の英語は十分ではなかったものの，言葉の壁以上にこちらの理屈が通じず苦労した経験があります．医学教育のされ方に始まり，理論，理屈，考え方，発想が違い，時に病棟で大声を張り上げながら患者のマネージメント方法について彼と議論したことがあります．ある日Aが担当する入院患者が腹痛を訴えていました．この患者は救急室経由で入院してきました．入院してからの時間が少なく，診療情報が限られていました．Aにこの患者のことを聞きました．

A「診察したが，筋性防御も無かったし，反跳痛も無かった．」
私「腹膜炎じゃなさそうだね．じゃ腹痛の原因は？」
A「腹膜炎じゃないから様子みたらいいんじゃない．」
私「経過観察して良いものか否か，判断するには情報が少なすぎる．バイタルは？」
A「急性腹症じゃないからすぐに手術は必要ない．」
私「今回の入院理由，バイタルと腹部手術の既往は？」
A「,,,」
私「急性腹症でなさそうでも，それ位の情報は取らないと．受け持ち患者だろ．もう一度診察してから報告するように．」

と話すと，Aは明らかに不服そうな表情で私のもとを去りました．その後報告に来ないため，私が患者のベッドサイドに訪れました．

私「いかがですか？」
患者「お腹が痛くて．」

と言って左下腹部をさすっています．以前にも同様の症状があり．大腸憩室炎の疑いで入院してきたことが分かりました．しかしながら早朝救急室では体温も正常で，血液検査でも白血球数は w.n.l.(within normal limits) でした．診察時は体温 37.8 度，脈は 100 と頻脈のため憩室炎が進行しているものと診断しました．案の定，再度採血実施した際には，白血球数の上昇と左方移動が認められました．その後も A は beeper call(ポケベルの呼び出しのことです)にも返事が無く，姿が見当たりませんでした．患者からの訴訟や医療事故も心配でしたので，私は直属の担当 faculty と Dr. Reed にも A の行動に関して相談しました．

> **メンターアドバイス**
>
> 　同じ外国人医師として私は彼に対し誠意を持って対応したつもりでしたが，彼はわれわれの意見を聞く耳を持たなかったようでした．過去の研修で急性腹症でなければ経過観察だけで良いと習ってきたのかもしれません．社会環境，生活環境，教育環境が異なった社会で育った人々と働くには，どうしてもお互いの思考パターンを理解しようとする必要があります．しかしながら A は明らかに自分の考えを曲げずに診療を行っていました．私だけでなく上司達からも A に指導が入りましたが，改善が認められなかったようで，数か月後には A は解雇されました．

Children's Hospital にて―SCAN を経験

　小児救急疾患の研修は Children's Hospital in Pittsburg(CHP) で行われました．CHP は Pittsburgh 近郊の 2 次 3 次医療施設であるため，いわゆる小児重症例はここに運ばれてきます．米国での研修中に気付いたことですが，自分の病院で症例数が少ない研修は，その目的にあった研修先に residents を派遣して教育がなされていることです．教育の outsourcing(外部委託またはアウトソーシング) が行われていました．ここ CHP では救急室では数限りなく訪れる外来患者を中心に研修を行いました．日によって勤務時間がシフトしましたが，1 日 10 時間の勤務でした．

小児救急診察室はまさに社会の縮図でした．患児が救急室に到着するとトリアージナースが症状や重篤度によってその判断をホワイトボードに記載していました．Common disease から uncommon disease までありとあらゆる疾患が運ばれていました．私が経験したことが無かった症例に SCAN(suspected child abuse and negligence) がありました．これは文字通り幼児・児童虐待と育児放棄です．

　CHP が通報を受けた患者には，義務として患者の家族構成，精神的肉体的苦痛の有無を含めた詳細な病歴とともに，皮膚所見，打撲，やけど，切傷，性的いたずらを含めた全身所見の提出が必要とされました．不自然な外傷や皮膚損傷，理由の無い栄養障害(失調)は SCAN の可能性が高くなります．症例によっては医師の報告がそのまま法廷に提出され，親や保護者の罪が問われていると指導医から説明を受けました．小児救急室には警官も常駐していたため，SCAN が疑われた症例は速やかに警察に通報されました．

　直接の SCAN とは考えにくい症例でしたが，負傷したため救急車で運ばれた 6 歳の患児を診療しました．夜 9 時頃救急室で手当てが終了したにもかかわらず迎えに来ない親がいました．私が直接電話して迎えに来るよう話した所，母親と名乗る女は，
「交通手段が無いから明日の朝まで病院で預かってくれ．」
と臆することなく言いのけて電話を切りました．仕方なく院内ソーシャルワーカーを呼び，事情を説明してタクシーチケットを切ってもらい患児を家に送り返しました．私は呆れてしまったのですが，ソーシャルワーカーによれば時々ある事だそうでした．こういう親から育った子供達が，成人した時に同じ事を繰り返すので，米国社会が真剣に SCAN に取り組んでいるとの説明を受けました．当時日本では全く経験が無く，アメリカだけの特殊事情と思っていましたが，最近の日本でも多くの悲報を耳にします．医療機関だけの問題ではなく，社会全体で取り組む必要があります．

22　2人で渡米して3人で帰国

渡米はできればカップルで

　留学を控えた若き先生方から，留学の際注意すべき点を教えて欲しいとの依頼を受けることがあります．その際私がお話させていただくことは，「可能ならカップルで，できれば結婚されて行かれた方が良いと思います．」ということです．これは叔父西山からも受けた助言であり，実際に自分で留学した際にその理由が良くわかりました．特に米国ではカップルでの会合が多く，一人身では何かと参加し難いことがあったのです．もちろん「方が良い」という程度です．一人身であっても何事も積極的に参加されれば，何の問題も生じないと思います．留学中は言語の違いから始まって，生活面や社会システムの違い，人種の違いや慣習の違いからくるストレスが並大抵のものではありません．

　そのため，良きにつけ悪しきにつけ一日に起こった出来事を，母国語で共有できる人物がとても大事です．家族内で遠慮なく不満や不平を口にできることは，精神の安定にはとても重要です．卑近な例で恐縮ですが，富士山の山形を見て富士山だと共有できる人，テレビ番組「笑点」を見て同じタイミングで笑うユーモアのセンスがある人が近くに存在することは，誠に有難いことです．家内とともに異国に二人で暮らした経験は，お互いの絆を強くしたと思います．

「やったぞ，でかした．」

　妻の懐妊兆候が出現したため，紹介してもらった産婦人科を受診し妊娠していることが判明しました．渡米2年後の初夏を迎える頃でした．人生で数々の嬉しいことを人は体験しますが，この時とその後二人目の子供の懐妊・出産は，私と家内にとって最も嬉しかった体験の一つです．

本能 DNA のなせる業かもしれません．自分の子供ができることに，人は自分の夢を託し続けることができるからかもしれません．

　産前検診も順調に経過し，40 週直前自然分娩にて長男が出生しました．当時日本では分娩に夫が参加することは稀でしたが，米国では普通に行われていました．郷に入っては郷に従え，私も家内の分娩に立ち合いました．日本からは家内の母が駆けつけてくれました．私に遠慮されたか，自分の娘の苦しむ姿は見たくなかったのか，義母は分娩室の外で待っていました．無事の出産が伝達されると義母は入室し，涙ながらに産科医師に握手を求め，「サンキュー，サンキュウー！」と言い続けていました．産科医師も無事で良かった，おめでとう，お孫さんは何人目かと英語で話しかけていましたが，義母は感動と興奮のため全く聞く耳を持たずにいました．お互いの言葉は十分には通じていませんでしたが，嬉しいという感情は十二分に伝わっていました．

　結婚の際にはあまり感じませんでしたが，長男の出生を目の当たりにし，この子が成長するまで「絶対に俺は死ねない．」と強く感じました．雪の降る夜間の出産でした．日本の実家に無事の出産を連絡するため，アパートに一時帰宅する際は午前 2 時を過ぎていました．昨晩からの雪が積もり始め，街は白一色となっていました．冷え切った車のハンドルを手にした際，事故をおこしてはいけないと気合が入ったことを昨日のことのように思い出します．

育メン

　妻の出産 2 週間前のことです．Dr. Reed から呼び止められ，妻の妊娠の経過や，Due Date (出産予定日) を聞かれました．その時でした．
Dr. Reed「この国では妻の産後，夫は 2 週間，新生児と妻の産後のケアーを行い，生活を助けねばならない．Paternity leave を取りなさい．」
と言うのです．意味が良く分からず，
私「Paternity leave ? 日本では男が育児休暇をとることはほとんどなく，そのため義母が日本から助っ人に来る予定です．」

Dr. Reed「日本でどうだかは知らないが，ここはアメリカである．義母はオプショナルで訪米されるのであり，おむつやミルクその他生活必需品の調達のため，買い物やそもそも彼女は車を運転できるのか？」
私「義母一人では困難だと思います．運転免許は日本でも持っていません．でも，色々と助けてもらうことができますので，休暇は，,,．」
Dr. Reed「この国では Paternity leave は夫の義務である．産後から2週間は Mike の休暇でなく，妻と新生児のために自宅で働きなさい．」
と言うのです．現在でこそ日本では「育メン」などと言う言葉がありますが，当時から米国では Paternity leave が存在しました．Dr. Reed の有難い配慮のお蔭で，同級生の residents の中で，始めて私が Paternity leave を取得しました．私が不在間の患者のカバーは，同僚の residents 達が分担してくれました．

> **メンターアドバイス**
>
> 　有無を言わさず取らされた2週間の Paternity leave でしたが，やはり大変有難いものでした．この有難さを経験すると，関係者全員に是非取得してもらいたくなります．日本の社会でも主導的役割の男性にその有難さを率先して体験していただき，社会全体で普及を図りたい制度だと実感しました．

研修終了と専門医試験

　3年間の研修が終了すると Family Practice 専門医認定のため，全米数か所で試験が実施されます．7月上旬に丸2日の日程で実施されました．試験とともに帰国のため引っ越し準備も必要でした．アパートは7月上旬までの契約とし，6月末から日本への引っ越し準備を開始しました．3年間暮らすといろいろなものが出てきます．使える家具や寝具は友人知人

で欲しい人に引き取っていただきました．家内が使っていたシェブレイの小型車は業者に売りました．3年も乗り回すと随分値減りした感がありました．私はホンダのアコードを使っていました．値減りは覚悟していましたが，さすがに日本車です．買値とほぼ同じくらいの値段で買いたいと言う人が続出したため，友人の一人に彼の言い値でお譲りしました．留学後に売り払うことを考えると，車も大衆車で人気車種を購入することをお勧め致します．

　6月末に寸劇を含めたセレモニーとしてのResidency卒業式が実施されました．Dr. Reedや病院スタッフからは"We won't forget you!"と言われ，同僚や職員とハグを交わし別れを惜しみました．その際，カルテのタイピスト達から，何と私が「英語の発音が最も綺麗で，明瞭な医師」として表彰を受けました．皮肉にも聞こえますが，私は自分の英語に自信がなかったため，相手に分かってもらい易いように発音することを心掛けていたことが効を奏したようです．早口で英語をまくし立てる米国人医師達の英語は，時に何を言っているかわからず，タイピスト泣かせだったようです．

　さて，専門医試験を米国内の何処で受験するか選択可能でしたが，同僚たちがPittsburghから近いワシントンD.C.で受験すると聞き，私も彼らにならいました．そのため日本への帰国経路はすべて空路で，Pittsburgh→ワシントンD.C.→カンザスシティー→マウイ島→成田としました．カンザスにはDr. Thomas Sternという先生がいて，AAFPの重鎮で日本にもFamily Practiceを普及しようとされていた方です．Residency開始前，面接のため米国を訪れた際，夫婦で彼の自宅にお世話になったこともあり，私が無事に研修終了したことを直接ご報告したかったからです．ハワイマウイ島は唯一の休息目的です．過去に高谷先生に同行した際ハワイオアフ島に立ち寄りましたが，その際の好印象が忘れられず，今度は別の島でと思い，ハワイに立ち寄ることとしました．

熟睡の家族

　1992年夏は北米が猛暑でした．熱風が吹きワシントンD.C.では死者が出たと聞きました．専門医試験期間中も猛暑でした．会場とホテルは歩行圏内だったため，朝食を済ますと試験会場に向かいました．ホテルの部屋を出る際，家内と長男はまだベッドの中で，行ってらっしゃいを意味する家内の手のみが振られていました．試験は丸2日に及ぶ客観試験でした．ほとんどが研修中に遭遇した疾患に関しての診断，治療法などを聞くものでした．日頃の研修が真面目に行われていれば解答できるものだったため，難しくは感じませんでした．午前の試験が終わり，昼休みが2時間あったためホテルに戻りましたが，家内・長男とも朝の状態と変化なく眠ったままでした．6月末からの帰国のための引っ越しと，猛暑で疲れていたのだと思います．起こすのも申し訳なかったので，昼食用に買ってきたサンドウィッチとオレンジジュースを自分だけ食べ，二人分を部屋に残し午後の試験に向かいました．午後の試験も午前同様の内容でした．午後4:30には試験が終了しましたが，午後3時を過ぎると私にも睡魔が襲ってきたことを思い出します．睡魔との戦いに勝利し，その後ホテルに戻りましたが，家内・長男とも朝の状態と変化なく眠ったままでした．昼食用に買ってきたサンドウィッチとオレンジジュースは手付かずでそのままの状態でテーブルの上にありました．家族三人とも相当に疲れていたのだと思います．午後5時を過ぎると家内も長男もようやくベッドから出てきました．家内と長男はホテルの部屋から一歩も出ていなかったため，夕暮れ幾分暑さが和らいだ頃を見計らって三人で夕食に出かけました．二日目の試験も初日同様に実施されました．試験終了後には同僚達からのお誘いで，エチオピア料理店が近くにあるので，皆で打ち上げしようということになり，その時撮った写真が以下のものです．3年間過ごした同僚たちとの関係を示す，一番好きな写真の一つです．試験結果は帰国後日本に通知してもらいましたが，幸い合格していました．ホッ！

Ⅱ 米国で研修

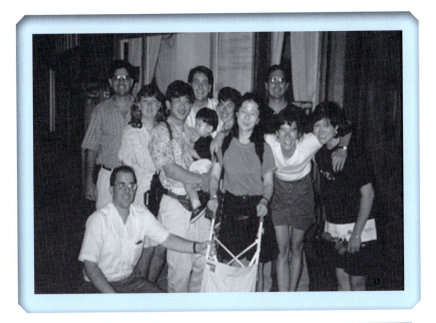

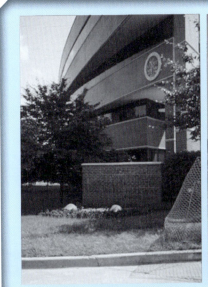
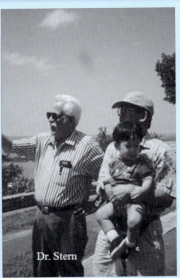

カンザスにある AAFP のオフィスと Dr. Stern

Note

III 留学後，アフリカで論文を書く

23. 帰国に際して
24. 東大老年病科での研究開始とモザンビークP.K.Oの打診
25. 臨床研究の面白さ—女性ホルモンと血管反応
26. アフリカで論文執筆
27. 普通の有難さ
28. 　P.K.O期間中の事故

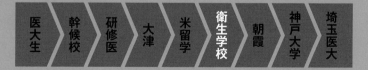

23 帰国に際して
[男性読者限定]（女は甘やかしてはいけない）

赴任先は？住居は？

　帰国に際しての大問題は防衛庁内での赴任先と住居でした．医学教育の中心は大学で，防衛医大への赴任も頭をよぎりました．防衛医大病院は民間へ開かれた病院で，防衛医大の教官は制服でない防衛庁職員になる必要がありました．そのため防衛医大の教官になるためにはUniformからCivilianと言う意味で，UC転換が必要になります．私はuniformを着た制服医官の立場で留学していましたので，防衛医大への赴任ポジションはありませんでした．後に防衛医大の中に制服を着たまま勤務できるポジションもできたそうです．高谷先生とは留学中にも頻繁に連絡を取っていましたが，結局「陸上自衛隊衛生学校教育部戦傷病学教室」に赴任先が決まりました．自衛隊中央病院と同じ三宿駐屯地内にある組織で，略して衛生学校と呼ばれましたが，旧軍医学校のことです．私はここで教官の職を拝命したわけです．戦傷病学教室では防衛医大卒の医官のみならず，歯科医官，看護官，薬剤官，臨床検査技官，衛生科隊員へ基礎医学や衛生運用の教育，訓練を行うことが任務でした．

　住居は在米中から衛生学校の厚生担当者と何度となく相談させていただきましたが埒（らち）があきませんでした．

厚生担当者「東京近辺の官舎は限りがありますので．なかなか見つけることは…」

私「何とか探していただけませんか？家族もいますし，帰国後衛生学校のような東京の真ん中での勤務のため都心の民間アパートを借りると，かなり家賃が高いと聞いています．」

厚生担当者「橋本1尉が1尉の位でなく，1佐とか上の位ならすぐ見つかるんですがね．」

私「そういう位の高い人ほどお金もあるでしょうし，官舎は必要ないのではありませんか？」
厚生担当者「それはそうでしょうが，現実はそうなっていないのです.」
私「引っ越し先が決まっていなければ3年間住んだこちらでの家財道具も送り先が決まらないのですが？」
厚生担当者「それは私の知ったことではありません.」

とうとう家財道具一式は運送業者と相談し，1か月横浜の倉庫で預かっていただき(当然有料．日額での請求有)，入居先が決まった時点で搬入するという条件で日本に発送しました．

帰国時に住む家が無かったため，家内と1歳の長男は郷里群馬の実家に預け，私は都内にある叔父宅にしばらく居候しました．Family Practice専門医の試験をワシントンD.C.で受け，7月下旬に帰国しました．8月1日が正式な勤務の開始日でした．衛生学校では米国から連絡した厚生担当者に会い官舎の件で相談しましたが，取得困難な説明の繰り返しで終わりました．教育部での上司だった川端2佐は，直接の厚生担当でなかったにもかかわらず，熱心に私のための官舎をあたって下さいました．8月のお盆期間中夏休みを頂戴し，家内の郷里のお墓参りに向かう最中でした．新幹線の中で川端2佐から電話をもらい，埼玉県の和光官舎で8月末に一つ空きがでるとの情報をもらい，後日その官舎に無事入居することができました．

[男性読者限定] 看護官Sさん(1尉の位の方でした)

戦傷病学教室には先輩医官を含め，衛生運用官，看護官，救命救急士がいました．私の机はどう言う訳か紅一点の看護官(自衛隊中央病院看護学校卒)のSさんの隣でした．Sさんは戦傷病学教室に赴任され既に数年経過し，看護師としての経験も10年以上あり，周りからは「お局様」扱いされていたように見受けられました．会合や宴会はかなりの頻度で

彼女が「仕切って」いました．私にはいつも上から目線の態度のように感じられ，好感が持てず，鼻につく存在でした．彼女からすれば，私は若輩医官，留学から戻ったばかりで，日本での臨床経験に乏しく，医官の中でも異端児に見えたことと思います．日常のコミュニケーションも確かに十分疎通していたとは言えませんでした．また何かの折には意見の隔たりがあったことを記憶しています．

　富士演習場で看護官30名程度を引率して訓練があった時の話です．私も教官の一人として参加するため，訓練出発前に演習携行品の準備をしていました．しばらく自衛隊生活からも訓練からも遠ざかっていた私は，演習に持参する詳細な物品が分からず，課業後午後7時過ぎまで教室に残って準備していました．Sさんはこの訓練の実施責任者であり，同じく彼女も残務整理をしていました．職場の同僚は既に帰宅し，教室には二人しか残っていませんでした．二人とも会話なく，黙々と各々の仕事をしていました．ある物品を持参すべきか否かわからないでいたため，経験者でもあるSさんに尋ねてみました．

私「これ持っていった方が良いんですか？」
静かな室内に突然発せられた私の質問でした．Sさんは自分の机から顔を上げ，私の方を向くと，
Sさん「子供じゃないんだから自分で考えなさいよ！」
と上から目線で偉そうに宣(のたまう)ではありませんか．日頃からコミュニケーションは良くなかったのですが，こんな発言をされる覚えもありませんでした．公や人のいる所で人を叱ってはいけないことを承知していましたので，室内に二人しかいないことを確認してから，
私「子供じゃないから聞いてんだろう！このくそババア！」
「子供じゃないから聞いてんだろう！」で止めておけば良かったものの，日頃の関係からか「くそババア！」までが私の口から出てしまいました．Sさんはプィと膨れ面をし，椅子から立ち上がり部屋を出て行ってしまいました．

III 留学後、アフリカで論文を書く

　富士訓練の初日は廠舎(しょうしゃ)に宿泊しました．廠舎とは演習の際に用いる屋根だけの建物で，寝床と簡易トイレのみの設備です．天幕設営完了までの仮の住居です．鏡も無く，女性がお化粧するには設備的に困難な状況です．衛生学校出発から訓練１日目終了まではＳさんと物理的に会う機会はありませんでした．訓練２日目朝の廠舎内通路でのことでした．知らない人が「先生，先生．」と声を掛けてきました．

私「？」

知らない女性だったのでそのまま通り過ぎようとしました．もう一度同じ人が「先生，先生．」と私を呼び止めます．周りに私しかいなかったので，明らかにその人は私のことを呼び止めていました．立ち止まってその人の方を向くと，

知らない人「先生！朝食一緒に行きましょう．」

よくよく見ると化粧を落としたＳさんでした．普段のＳさんは塗り壁の如く，ばっちり化粧をされていたため，声を掛けてきた人がＳさんだとは気付かなかったのです．いつもとは違った顔と，しおらしい態度に驚きました．

「このくそババア！」の一件があってからは，Ｓさんの私への態度は変わりました．研修医時代のＳ看護師同様，理不尽に高圧的な女性には，毅然と対応すべきと認識した事件でした．

　男性と違い女性は時に位(自衛隊の中では同じ１尉でも先に任官した方が序列で上になります)が高いと，高圧的に振る舞う人がいるように感じました．特に男性側が知力や体力など能力的に女性より劣っていたり，反抗する態度を見せない際に顕著なように思いました．Ｓさんは私より幹部名簿上，上位者であったことから私を同僚でなく，部下と思って対応されていたのかもしれません．

メンターアドバイス

男性読者の方へ,「女性には決して媚びることなく接する」ことが大事です.
　全く関係ない話かもしれませんが,男性読者に一言.夫が外で働き,妻が主婦をされている家庭では,生活費は夫の銀行口座から妻の口座へと送金されている場合が多いと聞きます.人によっては給与の全額が妻の口座に振り込まれ,そこから夫が自分の小遣いを貰う人もいるようです.青春時代にある本で読んだことですが,口座間の送金では妻は自動的に生活費が入ることに何の有難さも感じなくなり,まして妻に振り込まれたお金から自分の小遣いを貰うなど,本末転倒であるとありました.私の家庭では,家内に渡す生活費は必ず現金で手渡ししています.前近代的,古い,と妻からも家族からも言われ,笑われていますが,今後も変えるつもりはありません.

米国での臨床医学留学後

- 1993年8月から衛生学校勤務　　　宿舎が無い
　　　戦傷病学教室　　「子供じゃないんだから」
- 10月東京大学医学部老年病学教室通修　　火　金

- 11月防衛庁からPKO1994年6月からモザンビークの打診
　　その後翌年6月出発までの派遣前教育
- 派遣前教育
　　長崎大学熱帯医学研究所研修　松本慶三先生
　　ポルトガル語研修　英語研修　立川調査学校
- 衛生学校教育部　教務課長に「叱られる」

Ⅲ 留学後、アフリカで論文を書く

24 東大老年病科での研究開始とモザンビークP.K.Oの打診

帰国後の研修先

　防衛庁内での赴任先は衛生学校教育部戦傷病学教室(以下衛生学校)でした．衛生学校では教官・教師としての職務であり，患者の診療といった臨床に携わる環境ではありませんでした．米国で修得した総合診療は残念ながら防衛庁内では活かし難い環境でした．ここ衛生学校でも大津駐屯地でもあった通修制度が医官に適応され，週2日は公的機関にて研修することが認められていました．日本では総合診療がまだ認められていなかったため，全人医療に一番近かったのが老人科でした．米国で非常にたくさんの虚血性心疾患や動脈硬化による疾病を経験したことから，可能であれば動脈硬化に関係する臨床研究ができないか模索していました．叔父西山利巳が以前から仕事上でお付き合いのあったことから，郷里前橋高校の先輩でもあった東大老年病学科折茂肇先教授を紹介してもらいました．折茂教授から循環器関連疾患を研究テーマにしていた第2研究室(通称2研)の大内尉義講師(後に教授，現虎の門病院院長)にお話しいただき，2研で研修が受けられるようになりました．この時出会い，以後長期のお付き合いさせていただいている方々が秋下雅弘先生，神崎恒一先生，石川道郎先生たちです．3年間の臨床留学から帰国して2か月程過ぎた9月末に通修に通い始めました．大内先生とは実は医学生5年生の頃，西山の紹介で一度お目にかかり，米国留学や東大老人科のお話をうかがったことがありました．大内先生は私のことを覚えていてくださったため，受け入れてもらえたものと思います．米国留学中私の顔は童顔に見えることから，residentであるにもかかわらず医学生に間違われることが多々ありました．何とか老けて見えるようにと考え，口髭をたくわえそのまま帰国しました．3年間の米国生活だったため白いワ

121

イシャツよりも色物のシャツが多く，口髭があったことで秋下先生から私のあだ名は「香港マフィア」とされました．以後教室内での私の研究データホルダーのタイトルは「ホンマフィ」となりました．

　毎週金曜日に2研内のミィーティングがあり，各自の研究の進み具合や読んだ文献の要約報告を行っていました．しばらくしたところで大内先生からLancetに載った「超音波で上腕動脈を評価することで早期の動脈硬化を評価する臨床的手法」の**文献 1)** を渡され，この方法で研究が行えないか検討するよう指示されました．幸い老人科では鳥羽研二先生(現国立長寿医療研究センター理事長)が治験の関係で上腕動脈を評価できる解像度を持つ超音波があり，使用許可をいただきました．そのため私が文献を理解し手技が修得できれば測定が可能になります．

　論文のコピーは擦り切れるほど何度も読みました．研究の手法が決まればあとは実行するのみです．評価可能な測定方法か否か，文献を読んだだけでは雲を掴むようなイメージしかありませんでした．実際の手法の詳細は2研の先生方や研修医で老人科を回って来ていた先生を捕まえ，超音波が置いてあった病棟で試行錯誤を繰り返しました．

　老人科で2か月が過ぎた，平成5年11月でした．週2日通修での研究が面白くなり，テーマが決まりかけた頃，衛生学校の上司である川端2佐

メンターアドバイス

　東大老年病学教室では基礎研究が非常に熱心に行われていました．教室全体としてはCa代謝と女性ホルモンの研究が行われ，女性ホルモンの骨粗鬆症への影響が検討されていました．
　2研では秋下先生が中心となり動物や細胞を用いての動脈硬化の研究が行われていました．老人科で私が行う臨床研究のテーマが決まるまでは，図書館に籠もり数多くの文献を読みました．

から連絡があり,「来年6月からの3次隊の医官として現在派遣されているモザンビークP.K.O.に医官として行ってくれないか.」とのことでした.私が防衛医大に入校した頃は自衛隊の海外派遣は無く, P.K.O.活動も日本は参加していませんでした. それ故同僚医官の中にはわれわれが海外に派遣されることは契約違反だと言って強く反対する者もいました. 私自身は防衛医大の卒業生でもあり, いつの日か聞いたDr. Sanfordの言葉もあり, 命令であれば行く決心はできていました. 時の流れとともに自衛隊が海外派遣されることとなり, 現在では主任務の一つになっています.

　モザンビークP.K.O.派遣に関して調書を取りたいとのことで, 教育課長川端2佐に呼ばれ, 部屋に伺いました. 川端2佐は医官でなく, 衛生運用が専門の自衛官です.
川端2佐「先日話した通り, P.K.O.でモザンビークに行って貰えるな?」
私「いつの話ですか?」
川端2佐「派遣そのものは来年の6月からの第3次隊だ. ただし準備訓練, 語学訓練, 職種訓練が半年近くあるので, 来年早々から衛生学校とは違った場所での勤務と思ってくれ.」
私「そうですか. アメリカで総合臨床を学んできたばかりで, それを防衛庁内で広めたいと思っていますし, 通修先の東大老人科では研究が始まって面白くなってきたところなんですが….」
川端2佐「そうか. いずれにせよ橋本1尉はP.K.O.参加を希望しているな.」
こう言うときは橋本先生ではなく, 当時の階級の1尉が使われます.
私「希望なんてする訳ないじゃないですか. 先ほど申し上げた通り, 総合臨床を広めたいし, 臨床研究もとても面白くなってきたところです.」
川端2佐「家族はどうだ?派遣に同意しているな.」
だんだん川端2佐の口調が命令調になってきました.
私「家族は大反対ですよ. 米国から帰国して官舎も無かったため妻と長男は私の実家に預けていました. 離れ離れだったのがやっと一緒に暮らせると思ったところです. 来年6月では米国から帰国して1年も経って

いないではないですか．それに準備訓練，語学訓練，職種訓練というのは一体何ですか？」

川端２佐「準備訓練は派遣前の隊としての集合訓練，語学訓練は英語とポルトガル語（モザンビークはポルトガルが宗主国だった），職種訓練は熱帯医学と毒蛇の訓練が予定されている．」

当時とても"とんがっていた"私は，

私「アメリカで３年臨床をしてきた人間に英語の訓練まであるのですか？もし英語教官が私より能力が低かったらどうしてくれます．」

だんだんと川端２佐の息遣いが荒くなっていました．

川端２佐「分かった．英語研修は免除してもらうようにする．医官としてP.K.O.派遣を希望するな．」

私「希望？全く希望などしていません．ただし，私は防衛医大の卒業生です．防衛庁からの命令だったら甘んじて受けます．」

川端２佐が興奮され顔面紅潮も認めました．

川端２佐「それじゃ調書が取れん！」

と周囲の教室まで聞こえるような大声をあげ，私を叱りつけました．

私「川端２佐ご希望の調書を作成するためにお部屋に伺った訳ではありませんので，これで失礼します．」

と言って教育課長室から出てきました．教育課長室の隣は事務室があり，事務の方々が勤務していました．教育課長室から出た所で日頃仲良くさせていただいた事務官の水町 敏美さんが困惑した表情で立っていました．

水町さん「先生．何で川端さんがあんなに大声出して先生を怒っていたの？先生何か悪いことでもしたの？」

私「何も悪いことなどしてませんよ．正直に受け答えしたら川端さんが怒り出したんで，これ以上話しても無駄だと思ったので部屋から出てきました．」

III 留学後、アフリカで論文を書く

察するに当時P.K.O.派遣が始まったばかりで，派遣させる側からすれば，派遣隊員が「熱望」していることが調書では必要だったのだと思います．こんなやり取りがあったお陰か，川端2佐とは現在も懇意にさせていただいています．P.K.O.派遣に熱望も希望もしませんでしたが，平成6年6月より7か月間，モザンビーク派遣輸送調整中隊医官として勤務することとなりました．

【参考文献】
1) Celermajer DS, Sorensen KE, Gooch VM, et al : Non-invasive detection of endothelial dysfunction in children and adults at risk of atherosclerosis. Lancet. 1992;340:1111-5.

Note

25 臨床研究の面白さ―女性ホルモンと血管反応

女性ホルモンの抗動脈硬化作用

　モザンビークP.K.O.第3次隊の医官として派遣されることが平成5年11月頃に内定すると，年明けの1月からは派遣準備訓練が開始されました．その頃はちょうど東大老人科での研究テーマが決まり，臨床研究が面白くなってきた頃でしたが，P.K.O.出国前に研究に活かせる時間が限られ，個人的には焦っていました．2研では週1回金曜日午前に研究報告会が行われ，若い研究者が各自の進捗状況を大内先生に報告し，その評価を受けていました．毎回「結構！結構！」と大内先生から高い評価を受けていたのは，大佐の会メンバーの石川先生でした．(**コラム「結構仮面」**参照)．

　私も何とかしてP.K.O.出国前に研究成果を報告し，大内先生から「結構！」と言っていただきたいと思いました．やはり人を動かす原動力は褒めてもらいたいという欲求のようです．

　女性ホルモンと動脈硬化の関連はFramingham studyの疫学調査(**図1**)でも有名です．心血管疾患は男性に多いものの，閉経を過ぎると女性の発症が男性に近づいてくる事実があり，これは女性ホルモンの抗動脈硬化作用と考えられています．

　2研では女性ホルモンと動脈硬化に関係する動物実験が行われていました．私はLancetに載ったFlow-mediated dilatation(FMD)を評価する方法を用いて女性ホルモンの抗動脈硬化作用の臨床研究を考えました．FMDは血管内皮機能の一つで，血管内皮細胞から放出される一酸化窒素Nitric Oxide(NO)の血管平滑筋への弛緩作用を評価していました．簡単に言えばFMD高値はNOの放出が良く，血管の反応が良いこと，すなわち血管内皮機能が良く，血管がしなやかであることを意味します．

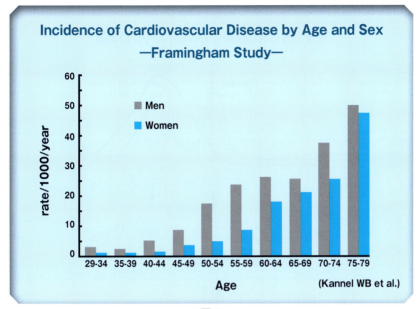

図1

　女性ホルモン高値の際にFMD高値が観測されれば，間接的ではありますが女性ホルモンが血管内皮に対して「良い作用」をしていると推測できます．臨床で考えた場合，閉経後の女性に対し女性ホルモンを投与して，その前後でのFMDを評価すれば良いのですが，投与前から投与後数か月の観察期間を考えるとP.K.O.派遣期間に及んでしまいます．少なくとも数か月で終了するような研究でなければ，P.K.O.出国前に研究成果を報告できません．複数の論文を読んでは，どんな形で女性ホルモンが血管におよぼす影響をFMDで評価できるかを思案しました．**不思議なことですが，切羽詰って真剣になって考えると，色々アイデアが浮かぶものです．この時，女性の月経周期におけるホルモン変動を思い出しました．**

　米国でFamily Practiceを研修した際には，不正性器出血の患者や，経妊から出産に至る妊婦を受け持ったことからも，女性の月経周期でエストロジェンを含む女性ホルモンがダイナミックに変化することを修得していました(**図2**).

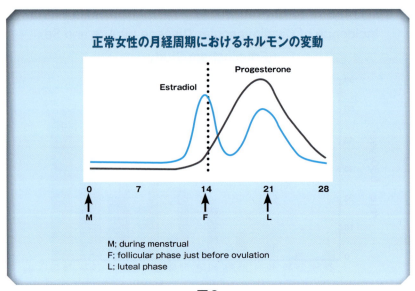

図2

代表的な女性ホルモンである Estradiol(E2) と Progesterone(Prg) の血中レベルは，

月経時 M: 両者とも低い　男性とほぼ同じレベル
排卵直前 F: E2 が高く Prg は低い
黄体期 L: E2，Prg ともに高い

ことが分かっています．このグラフをじっと見つめて，もしかしてこの3点でFMDの変化が確認できないかと考えたのです．

当時K大学医学部教官が女学生に対するセクハラ事件でメディアを騒がせていました．2研のメンバーに研究内容について話したところ，当初「月経周期の臨床研究とかしたら，セクハラで訴えられますよ．」と軽くいなされました．しかし私が本心から真面目に2研内で研究内容の説明をしていくうちに，何と研究に参加しても構わないと言い出た人がいました．2研の実験助手をされていた金子(旧姓渡辺)正江さんです．渡辺さんは実験助手として2研の研究報告会に毎回出席され，私の説明に対して真摯に耳を傾けてくれたのです．

III 留学後、アフリカで論文を書く

渡辺さん「橋本先生．私，先生の研究の被験者になってもいいですよ．」
私「えっー！有難う．でも渡辺さん，プライバシーにかかわる生理日やらその周期を聞いたりしますよ．」
渡辺さん「大丈夫です．」
私「研究期間中は基礎体温を測定してもらったり，最低ひと月の内に3回も腕を縛られたり，採血されたりとか，結構しんどいですよ．」
渡辺さん「構いません．」

　何と有難い申し出でしょう．少々大げさですが，涙が出るほど嬉しかったのを思い出します．この研究が実現に至ったのは，渡辺さんの勇気ある申し出があったからです．その後有難いことに東大老年科に勤務していた小柴(旧姓山口)ひとみさんたち実験助手や事務の方に賛同いただき，合計5名の被験者から協力を得ることができました．P.K.O.出発前数か月のことでした．

　各人に月経周期を聞き，基礎体温を測定ならびに記帳していただきました．生理が始まったと連絡が入った際は，月経期として遅くともその3日以内にFMDを測定しました．次回の月経予定日と排卵日を荻野式(1924年荻野久作氏により提唱された理論)にて予測しました．現実問題として排卵日は予測が困難です．排卵が開始されると0.3度以上体温が上昇します．更に排卵直後には急激にE2が上昇・降下する事実があり，予測排卵日の3日前後から基礎体温がほんの少しでも上昇した際には，必ず私の携帯に連絡していただき，検査日時を相談しました．黄体期は次回月経予測日の7-10日前を予定日としました．FMD検査日には同時に採血を行い，E2とPrgのホルモンレベルを確認し，妥当な時期であったことを後日確認しました．かような研究だったため，通修で研修日だった火・金の2日間では間に合わず，防衛庁に出勤前の午前6時から検査させていただいた被験者もいました．協力いただいた被験者の，こうした献身があってはじめて可能となった臨床研究でした．得られたデータを解析した所，排卵直前Fと黄体期Lに，すなわちE2高値の際にFMDが高値を示していることが示唆されました．

P.K.O. 出発直前の研究報告会でこの結果を提示した所，大内先生からは「結構！，結構！，大変結構！．」のお褒めの言葉を頂戴できました．

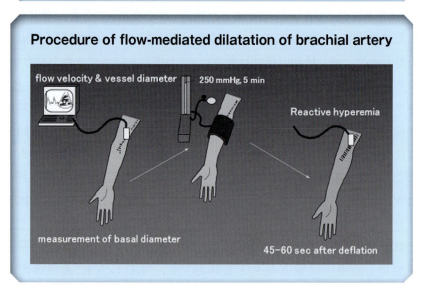

コラム

"結構仮面"

　第2研究室(通称2研)は毎週金曜午前中ミーティングを行い，その週行って来た各自の研究成果やデータの提示が求められました．当時(1993年)2研のハウプトは大内先生で，秋下先生，神崎先生はじめ，第5研究室の鳥羽先生，長野先生，須藤先生も参加されていました．私が研究生として2研に出入りさせていただいた頃，東邦大学から石川道郎先生が研究生として既に在籍され，多数の実験結果をお持ちで，なおかつそのデータを手際よく発表されていました．
私が一週間分の研究データを大内先生にプレゼンすると，
　「だからそーじゃなくて．．．．」
と度々有難いご指摘を受け，研究の軌道修正を行っていました．その都度
　「わたしの一週間は一体何だったのだろう？」
と振り返り，思い悩む日が続きました．
　一方，石川先生の発表が終わると大内先生からは，
　「結構！結構！」
と言う言葉が頻繁に発せられていました．2研のメンバーから石川先生は「結構仮面」と呼ばれ，早く自分も結構仮面になりたいものだと研究に勤しんだものでした．

26　アフリカで論文執筆

P.K.O. に出発

　「希望ではなく命令なら行きます.」ということでモザンビークP.K.O.の3次隊医官として派遣が決定されました．幸い防衛医大同期の大鹿芳郎先生が同じ医官として赴任が決まり，不安なアフリカ生活を迎える中，とてつもなく心強かったことを思い出します．年を越え平成6年に入ると大鹿先生とともに長崎大学熱帯医学研究所にてマラリアを含めた熱帯医学研修，群馬県藪塚にて毒蛇の対処法を研修しました．派遣される48名の隊員と一緒に朝霞駐屯地でポルトガル語研修や現地で使用していた車両(三菱パジェロ)の操作方法，ならびに舗装されていない道路でぬかるみに入った際の車両脱出方法等を研修しました．その間衛生学校での勤務は無く，出国前までの期間を P.K.O. 派遣準備期間とし，各地を出張していました．お陰でアフリカモザンビークでの P.K.O. 活動に困らないような十分な訓練を受けることができました．一方，楽しくなりかけた東大老人科での臨床研究の中断，米国で学んだ Family Practice の普及活動の途絶，アフリカでの自身の身の安全確保や生活の不安，隊員の病気発生時の対処，日本に残す家族の不安…数えきれない悩み事を抱えていたのも事実です．

　モザンビークP.K.O.へ出発直前，衛生学校の朝礼時職員の前で挨拶をするように菊谷学校長から言われました．不安ばかりが先行し，前の大戦の兵士の様に胸を張って「行ってきます.」とはつゆ言えず，壇上に上がり以下の一文のみをゆっくりと2回復唱して朝礼台から降りました．どこかで読んだゲーテの言葉だったと思います．P.K.O. に出発する自分の不安を落ち着かせるために最も効果的な文章だったため，そらんじて覚えてしまったものです．

Ⅲ　留学後、アフリカで論文を書く

「星の如く急がずしかし休まず，人それぞれに神より受けし定めを果たせ．」
「星の如く急がずしかし休まず，人それぞれに神より受けし定めを果たせ．」

　その他の挨拶を一切しなかったためか，かえって職員と学生は私の言葉に耳を傾けてくれました．朝礼後何人もの方々から，その日の朝礼での挨拶の言葉を教えて欲しいと問い合わせがありました．

　臨床研究では少人数の検討ではありましたが，女性ホルモンの血管反応に及ぼす影響に関して，とても興味深い結果がでていました．研究成果は何より論文にすることが第一です．現地モザンビークでは隊員の業務用にはNECのパソコンが使われていました．医学研究領域ではMacが多用されていた関係で，私自身もMacを使っていました．P.K.O.に私用のMacを持参することも考えましたが，故障の際の不便さを考えると持参することを躊躇していました．MacとNECでは仕様が異なるため，パソコンでの論文作成は本当に無理であろうと諦めていたのです．ところが，大変有難いことに緒方克彦先生(防衛医大1期生)のお取り計らいで，Macのノート型パソコン1台を大鹿先生と私が現地で使えるようにと防衛医大同窓会から提供していただけることになりました．現地ではポルトガル軍から電力も確保でき，実際の論文はこのMacのノート型パソコンを用いて書き上げました．暑さも，環境の変化もあり，一日中一文も進まない日もありましたが，簡易医務室内に大好きな演歌をかけながら論文を執筆しました．書き上げた論文はインマルサットを用い，指導医だった東大老人科大内講師へ送りました．大内先生の手直し後，Circulationと言う循環器領域での一流誌に投稿していただきました．自分で書いた英文での最初の論文は，まさに防衛医大同窓会と東大老人科の総力戦で日の目を見ることが出来たのです．

　P.K.O.の派遣が決まった時，モザンビークに行くことで研究が中断してしまう無念やら，現地では電気も覚束ないためパソコンでの論文執筆も困難であろうと思い，すっかり落胆していました．

> **メンターアドバイス**
>
> そんな際,東大老人科2研のメンバー(秋下先生,神崎先生,石川先生,江頭先生)は,「結果さえあれば,紙と鉛筆があれば,何処ででも論文は書ける.」と言って私を叱咤激励してくれました.全くその通りで,電気が無くても,パソコンが無くても,研究結果さえあれば,本当に紙と鉛筆さえあれば論文は書けるのです.

　論文が書けないことを,環境のせいにしようとしていた自分が恥ずかしくなりました.更に秋下先生は私がアフリカにいる間に,研究成果を翌年行われる日本循環器学会学術総会へ投稿までして下さいました.P.K.O.から戻り,帰国時お目にかかった際,秋下先生は魅力的な独特の眉毛を上下させながら,

秋下先生「先生の名前で日循(日本循環器学会)に投稿しておきました.発表が決まったら,先生やって下さい.」
と伺った際には,どれほど有難かったか感謝のしようもありませんでした.この時お世話になった同僚の先生方とは,(注)大佐の会で今でもお付き合いさせていただいています.

(注)大佐の会 P.K.O.派遣当時の私の階級は3佐(旧少佐)だったものの,メンバーの中では2階級特進していただきました.そのため私の呼称は「香港マフィア」から「大佐」に代わりました.今でも私が上京する際には「大佐の会」という名のもと,当時の研究仲間が集まってくれます.

III 留学後、アフリカで論文を書く

大佐の会　世話人　宮尾益理子　関東中央病院　部長
　　　　　　　　　須藤紀子　　関東中央病院　部長
秋下雅弘　東大老年病科　教授
神崎恒一　杏林大学高齢医学　教授
石川道郎　放友クリニック　医長
飯島勝矢　東大高齢社会総合研究機構　准教授

国連PKO活動中の論文作成

・研究中断の失意
　「データさえあれば，あとは紙と鉛筆があれば論文はどこででも書ける」　学会抄録提出
　秋下先生　神崎先生　石川先生　江頭先生

インマルサットで　日本へ論文送付

・後に「Circulation」受諾
Modulation of Endothelium-Dependent Flow-Mediated Dilatation of the Brachial Artery by Sex and Menstrual Cycle

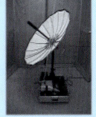

27 普通の有難さ

モザンビークでの生活

　P.K.O.では48名の日本人隊員は38名と10名の2グループに分かれ，マプートとベイラと言う2つの都市に分派しました．マプートはモザンビークの首都であり，ベイラはモザンビーク第二の都市で，マプートから720km(東京と広島位の距離です)北の，より赤道に近い場所に位置しました．大鹿先生と私の医官は2週間交代でそれぞれマプートとベイラを行き来しました．マプートではポルトガル軍と，ベイラではイタリア軍と共に同じ敷地で生活しました．当時日本ではP.K.O.が始まったばかりで，自隊を守る機関銃さえ国外持ち出しはできない状況だったため，ポルトガル軍ならびに他国軍の庇護のもとでの派遣が決定されました．また，P.K.O.での仕事(今回のモザンビークは輸送調整)をする人員のみの派遣だったため，調理や洗濯といった生活に必要なことを行う人員は含まれていませんでした．食事をはじめ生活すべての面でマプートではポルトガル軍に，ベイラではイタリア軍にお世話になりました．

　マプートではマトラと言う地名のポルトガル軍宿営地の一角に居住しました．水道の蛇口から普通に飲水可能な水が出てくることがどれほど有難いことか，この時知りました．現地の水は飲水として使用困難なため，フィルターを通して水を濾過する手動ポンプ装置が宿営地にありました．数回ポンプのレバーを上下させて，やっと糸の様な水が垂れてきました．150ml程度の飲み水を確保するまでに，かなりの筋トレが必要とされました．このため飲用水としては南アフリカからペットボトル飲料水を大量に購入していました．食事はポルトガル軍から提供を受けましたが，時にスープにハエが入っていることがありました．亜熱帯地域の野営宿営地ですので，どうしようもないことかもしれませんが，日本から到着した直後には衝撃でした．暑い地域でただでさえ食欲は落ちていましたが，

ハエをみて一口も食事をしない隊員もいました．しかし人間とはすごい生き物です．当初一匹のハエにうろたえていましたが，しばらくすると「今日は3匹か？」などと言って3匹のハエにはスープの端に丁寧に移動していただき，美味しくスープがいただけるようになったものです．

　入浴施設として風呂はなく，シャワーがありました．広さ20畳ほどの大きい天幕の中に20人程度が同時にシャワーを浴びることができる設備でした．文字通りポルトガル軍人と裸の付き合いができましたが，個室はなくプライバシーも保てないため，われわれは「囚人シャワー」と呼んでいました．この囚人シャワーでは複数が同時に温水を使用するためか，10回に2-3回しか温水が出ませんでした．日中は40度近くまで温度は上昇しますが，夕方から急激に下がり15-20度になります．そのため日中の暑い時に水シャワーを浴びると水でも特に問題なかったのですが，夕方の寒くなりかけた時の水シャワーは苦痛でした．ところがこの水シャワー，最初は冷たく，寒く感じるものの，3分程水を体に流し続けると，シャワー後に身体がホカホカしてくるから不思議でした．

マラリア

**　総合診療で研修したことがここモザンビークでも生かされました．そうです，予防医学の重要性です．**

　先進国の医療は，疾患を最先端の医療で治すことも大事ですが，疾患にならないようにすることが何より重要です．モザンビークはマラリア生息地であり，長崎熱帯医学研究所で治療に関しても十分な研修が行え，マラリアにかかった際の対処法は十分に研修しましたが，帰国までの間に治療が必要な患者を出さないことを目標にしました．P.K.O.業務に必要最低限の人員派遣だったため，一人でも病気になるとその穴埋めができません．そのため，出国前から隊員教育として，肌露出部分を少なくすること，防虫スプレーの使用励行，天幕内では蚊帳を張って寝ること，週1回メフロキンと言う名の抗マラリア薬を予防薬として内服することを徹底しました．実際現地の患者の血液を見る機会がありましたが，多くの患者の血液中にマラリアが顕微鏡で見てとれました．隊員には予防

することが最重要であることを説明し，各自ベッドでの蚊帳使用の徹底を図りました．またメフロキンは直接手渡し，われわれの目の前で内服したこと確認することまで徹底しました．衛生科隊員ならびに隊員の協力のお陰で，一人もマラリア患者を出さなかったことは私たち医官の誇りとするところです．

ヘビ

　P.K.O.期間中の起居は天幕(いわゆるテント)でした．一つの天幕に3人が生活していました．天井が低く，風通しが悪く，日中の室内は35度を越えました．各天幕では地面の上に"すのこ"を置き，シートを被せ，その上に蚊帳とともに簡易式ベッドを設けて生活していました．

　ブラックマンバやグリーンマンバと言った猛毒蛇が現地で生息していることを藪塚の蛇毒学術研究所で知り，その対処法の研修も受けました．そのため，われわれが生活する天幕には必ず1本「ハブノック」と言う，日本でのハブ退治用の殺蛇スプレーを装備しました．ハブに対し約5秒も噴射すると，その3-5時間後にハブが死ぬほどの効果があるスプレーでした．ブラックマンバやグリーンマンバは森林や湿地帯での生息のため，われわれの宿営地でそれらをみることはありませんでしたが，大小のヘビは出現していました．もちろん数秒見ただけで毒蛇か否かの判断できませんでしたので，ヘビの対処方法として，

  ・ヘビのいそうな湿地に入らない
  ・ヘビを威嚇させない
  ・ヘビを見つけたらハブノックを数秒噴きつける
  ・ヘビに咬まれた際は血清を用いる

出国前の隊員教育時には，特に上記4点を強調し，周知徹底を図りました．

　ある日宿営地にヘビが出たとの目撃情報がO隊員からありました．
O隊員「先生！結構でかいヘビでした．」
私「どのくらい？色は？顔つきは？」

○隊員「太さは俺の腕ぐらいだったと思います．長さは結構長かったですよ．黒っぽいやつで，顔は…すごく速く逃げて行ったんで良く見えませんでした．」

私「で，ハブノック使った？」

○隊員「もちろんです．ハブノック一本丸々使ってやりました．」

私「一本全部使ったの！5秒の噴射で十分なはずだけど．」

○隊員「ええ，だけど，のた打ち回って中々死ななかったので…．」

私「で，そのヘビは何処へ行ったの？」

○隊員「それが分からないんです．ハブノックをかけてから必死で何処かへ逃げたもので．」

　ヘビ騒動の2日後，ヘビが発見された天幕に住む隊員から異臭の訴えがあり，すのこを除去すると半ば腐りかけたヘビが死んでいました．天幕内からすのこと一緒にヘビを外へ引っ張りだしました．体長は直線にすると1.8 m程度，体幹は成人男性の前腕周囲程度ありました．持参したヘビ図鑑では毒蛇ではなかったようでしたが，顔も胴体も半ば腐っていましたので詳細は不明です．野生で見た最大のヘビでした．

食事

　われわれ医官のみがマプートとベイラを移動していました．ロシアのアントノフという貨物運送機に乗り込み，荷物と一緒に移動しました．初回搭乗の際，荷物を出し入れする後方のハッチが手動で開閉されるのを見た時は，007で見た映画のシーンが思い出されました．雲の上でハッチが開いて落下したらどうしようと心配で不安でしたが，幸い心配が現実になることはありませんでした．

　マプートでは本隊38名がいる安心感がありますが，ベイラに行く楽しみはイタリア軍の食事でした．マプートと同様，飯炊きを連れて行かなかった日本隊10名は，ここベイラではイタリア軍から食事の提供を受けていました．先進国のイタリアは厨房やシャワー，すべてにおいて衛生的でした．特にイタリア陸軍野戦病院隊が主力だったせいか，衛生には

注意が払われていたと思います．毎食ピザ，パスタをはじめデザートに至るまで，まるでイタリアレストランで食事をしているかのような美味しさでした．イタリア軍に聞いたところ，食事は「製パン隊」と名のつく調理専門の隊員が作っているとのことでした．有事に限らずアメニティの充実は大変重要であることを，身を持って経験しました．

医者が健康でいること

　普段の生活では何とも思わないことが，ここモザンビークでは大事になります．複数の隊員から言われたことは，「先生だけは熱を出したり，寝込まないでくださいね．」ということでした．元気な医官がそこにいることだけで，隊員には大きな心の支えになっていることを彼らから教えてもらいました．元来身体が丈夫な私でも，モザンビーク滞在中には発熱や下痢をしたこともありました．しかし隊員の前では極力平静を保ち，笑顔で暮らしたことを思い出します．医務内では演歌を流しながら，鼻歌交じりで隊員の来室を待っていました．幸い隊員は健康体の人が多かったので，診療においては通常良く見る疾患と軽度の外傷がほとんどでした．高度な医療を提供できる機会はなかったかもしれませんが，総合診療医としての役目は十分果たせたものと思っています．

　例えは少し違うかもしれませんが，「精強な軍隊がそこにいることが，戦争の抑止力になる」ということを幹部候補生学校で教えてもらったことがあります．また，研修医時代に高谷先生と米国を訪れた際にも，米陸軍幹部オフィサーがPresence is 80% of military life．と言っていました．スイスは永世中立国を標榜していますが，精強な軍隊を保有しています．
　元気な医者がいることで病気が予防できるか否か分かりませんが，少なくとも心理的には安心感を与えることができるのだと思い知りました．

Ⅲ 留学後、アフリカで論文を書く

> **メンターアドバイス**
>
> 医療従事者になる読者の皆様は，自身の健康には十分気を付けていただきたく存じます．

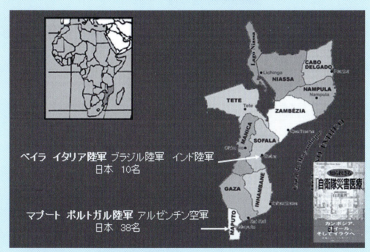

モザンビーク共和国

ベイラ　イタリア陸軍　ブラジル陸軍　インド陸軍
　　　　日本　10名

マプート　ポルトガル陸軍　アルゼンチン空軍
　　　　日本　38名

そこにいること

医務室　　開店休業状態　コモン　精神　慰問
「先生だけは熱を出したり，寝込まないで下さいね．」
Presence is 80% of military life.
医者の元気な存在そのものが，士気にかかわる

最大の戦闘準備とは　　排尿　排便

国連 PKO 活動

・PKO の先駆け　不備が隊員個人にしわ寄せ
　羽田孜首相　予算成立の遅　出発準備金立替

・駆け足　腹筋　400-500 個カップヌードル　水シャワー
　　食　カマラオン　　普通の有難さ
・マプートに本隊 38 名
　　ベイラに 10 名　国際協力手当の違
　　　　　　　　　土日なし法整備の必要性
・寄生虫　　ハエ
　　マプートではポルトガル　　ベイラではイタリア

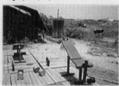

先進国とは？？

・イタリア　　製パン隊

・アルゼンチン空軍　「日立」冷房完備

・Kalafong Hospital
　H.F.Verwoerd Hospital
　　南アフリカ共和国
　　　プレトリア

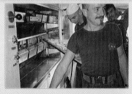

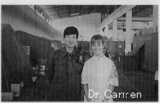

小和田国連大使とマプート医務室内で
戦闘服は怖くない！！

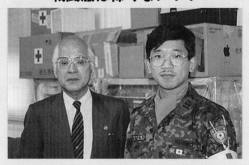

28　P.K.O 期間中の事故

デンマークの航空機と接触

「オーマイゴッド！」

　寝ていた私が耳にした石丸第2小隊長の叫び声でした．ここベイラでは10名の隊員がベイラ空港脇の宿営地で，イタリア軍と共に生活していました．午前5時30分頃だったと思います．医官の二人は2週間毎マプートとベイラを行き来していました．その時は私がベイラに滞在中でした．寝ていた天幕の蚊帳から這い出て，外にいた石丸小隊長に聞きました．
私「どうしたの？何があったの？」
石丸小隊長「先生．N曹が運転する車両が，空港に停めてあった航空機の翼と接触したらしいんです．」
私「事故は？N曹は大丈夫？」
石丸小隊長「大丈夫です．車両の後方が空港の事務室側へ向けて低速でバックした際に，泊めてあった国連の航空機に気付かずぶつかったようです．」
詳細のイメージがつかめなかったので，
私「ぶつかってしまったものはしょうがないから，とりあえず現場を見に行こう．」
と言って，天幕内に置いてあったデジカメを掴んで石丸小隊長とともに現場に向かいました．

　現場にはN曹と同じ班で勤務していた数人が呆然と立っていました．N曹は車両のドライバーで，勤務のため早朝まだ暗い時間に宿営地から空港まで来ていたそうです．荷物があったため空港事務室の近くまで物品を運ぼうと思い，車両を移動中にそばに駐機していた航空機の右翼にかすったとのことでした．確かに車両にはほんの少しのかすり傷があり，

航空機の翼の外側はわずかな変形が認められました．車両はかすり傷でも運行に支障はありませんが，航空機の場合は違い，機体の一部でも変形があると風との関係で飛行不能とのことです．落胆している様子の隊員を見ながら，

私「ほんとにちょっと接触した程度だったんだね．怪我もなかったし，とりあえず状況把握のために写真を撮ろう．」

と言いながら，持参したデジカメで事故車，事故機，遠近からの周囲の様子を写真に収めました．

　早速国連P.K.O.現地の代表から，事故処理に関して相談したいとの連絡が入りました．現地では航空機修理費を自衛隊が出せ等々，お金の無心の話で持ちきりでした．P.K.O.に参加して分かったことは，日本の経済力はやはり凄いということです．現地モザンビークを含め，支援に駆けつけている近隣諸国の経済力は低く，国連から支給される日当1米ドル(当時で100円程度)を目当てに参加している兵士も多かったのです．常任理事国でないにもかかわらず，日本は米国に次ぐ第2位の拠出金を国連に支払っています．P.K.O.活動中に起こった事故であれば，事故を起こした当事者でなく，国連からの補償があるべきです．数日後マプートから林中隊長がベイラに来られ，石丸小隊長ともども担当者と会合を持ちました．その際分かったことですが，われわれが事故後に提出した写真から航空機は本来駐機してはいけない場所に泊めてあったのです．確かに事故当日われわれが写真を撮り終わると，何者かが事故機を移動していたことを思い出しました．われわれだけに非があったわけでなく，航空機側にも非があったのです．

松葉杖

　ベイラではお世話になったイタリア陸軍敷地内にブラジル軍人とインド軍人数人も一緒に生活していました．イタリア陸軍は野戦病院を展開していましたので，100名を越える人員が勤務していましたが，ブラジル，インドは司令部で勤務する人員と，リエゾンオフィサーの数名を派遣し

Ⅲ　留学後、アフリカで論文を書く

> **メンターアドバイス**
>
> 　事故は生じてしまったものは元に戻せませんが，事故に対する対処法の鉄則は，冷静な状況把握です．医療事故に対する対処法も全く同じです．医療事故は人命にかかわることが多く，当事者はパニックなってしまいがちですが，そんな時こそ胆を据えて事実に対処することが大事です．当然のことですが，航空機修理費に関して直接われわれに請求は来ませんでした．

ているのみでした．ブラジル，イタリアと言えば言わずとしれたサッカー王国であり，サッカーが話題になることが多々ありました．自然の流れでイタリア対日本・ブラジル・インド混成チームの親善試合が行われました．石丸小隊長が日本代表として参加し，その際右足を強く捻挫してしまったのです．イタリア陸軍野戦病院は親善試合の目の前にありましたので，イタリア陸軍の整形外科医師に診察を依頼しました．X線上骨折は無かったものの，右足首の腫脹が強く，捻挫の程度も強いと判断され，右足首から大腿までのギブスが巻かれました．捻挫とギブスのため歩行が不自由であり，松葉杖が必要となりました．イタリア陸軍野戦病院に問い合わせると残念ながら持ち合わせがないとの回答でした．我慢強い石丸小隊長は文句も言わず勤務していましたが，移動はケンケンをしながらの痛々しいものでした．何とか松葉杖を調達してあげたいと考えましたが，日本へ連絡しても調達までに2週間かかってしまいます．何もしてあげられないのでは医官のメンツが立ちません．ベイラの事務室内と倉庫用の天幕を見渡すと，部屋の隅にあったモップに目が留まりました．そうだ！モップ2つを繋ぎ合わせれば松葉杖の代用となるのではと気付きました．ガムテープでつなぎ合わせて作った松葉杖が写真に示す代用品です．

> **メンターアドバイス**
>
> 十分な強度は無かったと思いますが，少しは役に立った思います．現地では「あれが無いこれが無い」と言って無いことに不平を言っていても埒が明きません．知恵を絞り出しながら，そこにあるものを利用しながら，知恵を絞りだして工夫することが肝要です．

PKO活動中の事故

・航空機と我々の自動車が接触
　　デンマーク航空機　翼　破損
　　証拠写真　日本政府に賠償金？

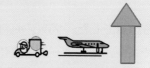

・ポルトガル軍人の交通事故

・士気ある所に
　　　　事故無し

・蛇

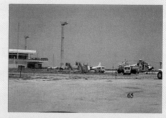

（写真はベイラ空港）

臨機応変　現場での対応

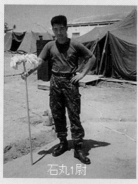
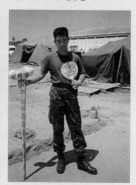

簡易松葉杖ができてからは"左うちわ"

Ⅳ 日本国内での大惨事に遭遇

29. 日本国内での大惨事　阪神淡路地震と地下鉄サリン事件
30. 臨床研究の被検者の方々との思い出
31. 韓信の股くぐりと「れんこん」
32. 朝霞駐屯地医師として

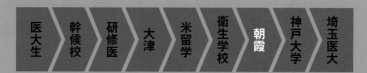

29 日本国内での大惨事
阪神淡路地震と地下鉄サリン事件

P.K.O. 終了と帰国

　モザンビークでは国連監視下で大統領の選挙が実施されました．選挙が平和裏に実施され，モザンビーク再興の基礎が準備できれば国連 P.K.O. 部隊の任務は終了となります．選挙日には暴動に備え，われわれは防弾チョッキ着用，拳銃の安全装置を外しました．普段の訓練では銃の安全装置解除は射撃を行う時だけでしたので，誤って暴発しないか気が気でありませんでした．幸い混乱なく選挙は終了し，指折り数え，カレンダーには一日過ぎる毎に大きく×を付けて帰国を待ち望んだ日が現実となりました．忘れもしない平成7年1月6日全員無事で帰国できました．成田空港で長時間待たされた2歳の長男との再会のツーショット写真が今でも記録に残っています．帰国時の成田では空港内施設全てが綺麗で，蛇口から飲み水も温水も出る日本が輝いて見えました．防衛庁の指示で成田から朝霞駐屯地に移動し，本庁への報告書作成準備期間として10日間が与えられました．

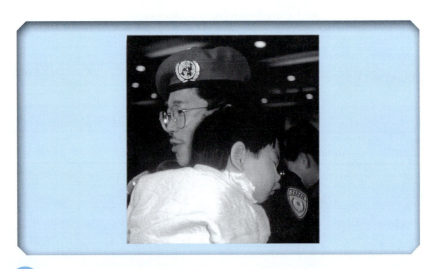

IV 日本国内での大惨事に遭遇

阪神淡路大震災

　1月16日，派遣に関する報告書作成が終了し，隊員は原隊復帰となりました．翌17日，私はP.K.O.から帰国後はじめて衛生学校に向かいました．通勤には通常電車を用いていましたが，その日は荷物が多かったため，朝6時過ぎに朝霞の官舎を車で出発しました．有難いことに私がP.K.O.に行っている間，朝霞に2棟の高層官舎が新築され，家族は旧式の和光官舎からそこに引っ越していました．P.K.O.へ行った隊員と家族へのご褒美だったのかもしれません．車の運転中にラジオを付けると，

「ただ今関西地方で地震が観測された様子です．被害は報告が入っていませんので，大したことはなさそうです….」
とのことでした．10分後には，
「関西地方で比較的大きな揺れが観測されました．被害状況は分かっていません．」
更に10分後には，
「神戸地方で大きな地震が発生しました．被害は….」

と，刻一刻とその悲惨さが詳細に判明してきました．8時過ぎに衛生学校に到着し，当直室のテレビを見ると，倒れた高速道路と燃え上がる神戸が映像に映っていました．すぐにでも自衛隊から支援が必要だと思いましたが，テレビを見ていたS陸曹から以下の独り言が漏れました．
S陸曹「こんな所へ出かけて行っても，消防や警察の足手纏いになるだけだ．」

　私はその言葉を耳にした時は驚きましたが，よく考えると彼の正直な感想だったのでしょう．支援に行きたい思いはあるものの，隊員各自に自信が無かったものと推察されました．日々の訓練で実力は培ってきましたが，経験が不足していました．それまで自衛隊が自然災害に対し，大規模な支援を行った実績が少なかったのです．幸か不幸か私に派遣命令は下されませんでしたが，先輩，同級生，後輩の医官を含め多数の仲間

が神戸で復興支援を行いました．その後，実力も経験も備わった自衛隊は，2011年東日本大震災であの活躍を行いました．

地下鉄サリン事件

　阪神淡路大震災発生から2か月が過ぎようとしていました．私はP.K.O.派遣後，約6週間の休暇を東大老人科での研究に使った後，衛生学校での教官の仕事に戻っていました．オウム真理教が不審な行動をとっていることが，度々報道されていた頃です．それは3月20日午前のことでした．都内地下鉄でサリンが散布されたとの情報とともに，私にも患者救済のため済生会中央病院へ支援の派遣命令が出ました．サリンは部内での幹部研修で講義は聞いたことがありましたが，実際の患者は診たことがありません．

　「サリン」で思い出すのは，私が防衛医大受験当時，ヘルメットをかぶり，顔をマスクで隠し受験妨害をしていた輩(やから)が，「防衛医大はサリンを研究しているようなひどい大学だ．」と言っていたことでした．地下鉄サリン事件後，どこかのマスコミで同じようなコメントを見ました．「防衛医大はサリンも研究していないようなひどい大学だ．」世論はその時代時代に言いたいことを言うものだと実感しました．

　衛生学校の同僚医官2名で済生会中央病院に到着すると，われわれの到着を心待ちにしていた済生会中央病院A医師から，

A医師「お待ちしていました．自衛隊医官でサリンの専門家の先生ですね．」

私と同僚「(胸を張ってそうですとも言えず，かといって否定もできず) ええ…．」

A医師「患者はこちらです．どうぞ．」

と誘導され，患者収容病棟に連れられました．呼吸状態やバイタルが悪い患者は気管内挿管され，ICU管理されていたため，患者収容病棟はサリン被害があったものの，重篤でない患者がほとんどでした．棟内は医療従事者と患者とが混乱し，ざわついていました．A医師は患者達に向かって，

Ⅳ 日本国内での大惨事に遭遇

A医師「皆さん！安心してください．もう大丈夫です．サリン専門の医官が自衛隊から来て下さいました．」

　この時本書の27で紹介した「医者が健康でいること」，「精強な軍隊がそこにいることが，戦争の抑止力になる」ことを思い出し，例えわれわれがサリンの専門家でなくとも，サリンの専門医がいると思わせることがどれだけ患者に安心を与えるか，患者達の表情と空気で分かりました．一方，心の中では対処したことの無いサリンの恐怖と，経験が無いのに専門家として扱われる心細さの両方に潰されそうになる自分と戦っていました．患者に不安を悟られてはいけないと覚悟し，下腹に力を入れ，勇気を振り絞り，自分としては最大限の大きな声を出しました．

私「ご安心ください．われわれ2名の医官はサリンについて十分な知識があります．順番に診察していきます．」

メンターアドバイス

　経験はありませんが，知識はあったので決して嘘ではありません．思ったより声量が大きかったせいか，それまでざわざわしていた患者収容病棟内が，シーンと静まり返りました．
　診察開始と同時にA医師には，
私「PAM(有機リン剤サリンの特異的な解毒剤)が到着するまでは，バイタルをチェックしながらアトロピンを十分に使って下さい．」
と通り一遍の助言を，如何にも権威ありそうな態度で行いました．
　実際の患者を順に診察して驚きました．眼球を診察した際に，瞳孔が見当たらないのです．目を凝らしてよくよく見ると縮瞳が強烈で，瞳孔が針先のように「点」として存在しました．こんな状態の瞳孔では，患者の視力は消失し，目の前は真っ暗であろうと思い，
私「いかがですか？室内が真っ暗に見えますか？」
患者「先生，見えるのは見えますが，目の前が雲で覆われた感じで，灰色に霞んでいます．」
　網膜細胞の感度の高さに，更に驚きました．

米国臨床　PKO　より帰国

・1995年（平成7年）1月17日　阪神淡路大震災

・同　3月20日　地下鉄サリン事件　済生会中央病院へ

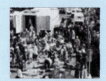

   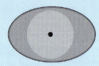

　　散大　　　　　　正常　　　　　縮瞳　　　サリン患者

Note

30　臨床研究の被検者の方々との思い出

論文投稿，査読の結果は？

　P.K.O. 派遣期間中に書き上げた論文はインマルサットを用い，指導医だった東大老人科大内講師へ送りました．内容は 5 名の正常女性の月経周期によって Flow-mediated dilatation(FMD) が変動し，女性ホルモン (特に E2 エストラダイオール) 高値の際に FMD が高値になると言うものでした．大内先生の手直し後，Circulation と言う循環器領域を扱う雑誌に投稿していただきました．私がモザンビークから帰国する直前に Journal の editor から査読の返事がありました．
「結果は interesting かつ striking である．しかしながら対象人数が少なすぎる．被験者の数を増して検討せよ．さらに男性ではどうか．」
とのことでした．論文を審査する 3 名の reviewers の accept と reject の判断は明確には通知されませんが，それぞれが好意的なコメントで，「脈あり」と判断しました．

被験者数

　被験者を追加する必要がありましたが，何人追加したら良いのか分かりませんでした．1 回の FMD 測定には約 1 時間かかりました．被験者一人に月約 3 回の FMD 測定が必要したので，統計学的に十分な有意差が付けば 10 人程度でも良かったのでしょう．しかし当時の私は駆け出しの研究者です．どの位の追加人数が妥当かは全く見当が付きませんでした．そこで，誰もが納得するくらいの被験者数なら文句あるまい，誰もが羨んで「いいな，いいな (1717)」と言われるような研究にしようと考え，男女それぞれ 17 名を目標数にしました．全く科学的でない判断をするところが私らしいところです．

被験者選定

 いかんせん研究内容が内容だけに，研究の意義を十分に理解していただける方に被験者になって貰う必要があります．誠に有難いことに私が帰国した際には，この問題は大内先生によって解決されていました．P.K.O.から無事の帰国報告を1月中旬に大内先生に行うや否や，

大内先生「橋本君，東大助産婦学校(現東京大学大学院医学系研究科健康科学・看護学専攻　母性看護学・助産学分野)の学生に被験者になってもらうように説明に行くから，準備しといてね．」
私「え！助産婦学校の学生に被験者になってもらえるのですか？」
大内先生「月経周期の臨床研究だからね．訳の分からない人に頼めないでしょ．産婦人科の武谷教授に話しといたから，近々助産婦学校に説明に行って同意してくれる人を募ろう．」

 大内先生は研究の内容やその意義を武谷教授に説明され，助産婦学校の学生を被験者としてリクルートしても良いとの承諾を武谷教授から得て下さったのです．数日後大内先生とともに助産婦学校の学生に研究の説明を行いました．20数名の学生(助産婦学校の学生なので，既に看護師の資格は持っています)が集まっていました．大内先生の熱の入った説明の後，私が実際のFMD測定方法とその時期について説明しました．説明後参加の可否を聞いたところ，何と15名(既に5名の結果はあるので最低10名は必要と勝手に思っていました)もの学生が賛同してくれました．ただ，問題は彼女達が3月に助産婦の国家試験を控えているため，試験のためにFMD検査を受けられない可能性がある事でした．

男性も？

 editorからの査読の返事として被験者数が少ないのは理解できましたが，「男性ではどうか？」とはどういうことか，最初は意味が分かりませんでした．男性は月経周期がなく，女性ホルモンもほぼ一定で変化はあ

りません．男性でも少量ながら女性ホルモンは常時分泌されています．E2 と Prg の血中レベルは女性の月経期とほぼ同等です．ある検査日から 14 日, 28 日後と，検査日がずれることでの影響は医学的には否定しきれません．そこで 2 研内で検討した結果，男性も対照群として 28 または 35 日の月経周期が存在するかもしれないと仮定して，女性の月経期 M, 排卵直前 F, 黄体期 L に準じて検査日時を設定することとしました．男性の被験者には老人科 2 研と他研の男性医師，さらに当時老年病に回っていた研修医有志に参加いただき合計 17 名となりました．男性は予想通り勝手に分けて設定した M, F, L で FMD に変化無く (当然!), E2, Prg ともに変化を認めませんでした．

被験者の協力

　P.K.O. でモザンビークから帰国し，帰国報告書の作成が終了後，2 か月弱が休暇として認められました．本当に幸運は巡ってきます．この休暇期間全てを東大老年科での追加研究のために使うことが出来ました．15 名にのぼる女性被験者が参加してくれることになりましたが，1 名は甲状腺疾患，2 名は月経が極めて不規則であることが判明したため，最終的に 12 名が被験者としてエントリーされました．月経周期はその多くが 28 日か 35 日だったため，2 か月の内には 1 回の月経サイクルを迎えることができました．P.K.O. 出発前に 5 名の被験者で行ったことを，12 名に対しても同様に行いました．生理が始まったと連絡が入った際は，月経期として遅くともその 3 日以内に FMD を測定しました．12 名もの被験者がいると，生理の日にちが重なることも，週末にかかることもありました．

　2 研の研究仲間を含め，東大では勤勉で熱心な先生が多いことは承知していましたが，この 2 ヶ月間だけは，私が老人科内の研究者で一番長時間研究に携わっていたと自負しています．この期間，始発電車には一晩どこかで過ごした不思議な人種が乗車してくることも知りました．

> **メンターアドバイス**
>
> 臨床研究である限り，被験者の都合が最優先です．FMDには食事の影響も考慮して，朝食前に検査を実施していました．助産婦学校の授業が午前9時から始まるため，5時の始発電車に乗り，午前6時にFMD検査が開始できるよう準備しました．助産婦学校の授業開始までに，ぎりぎり3名の検査が可能でした．

横断幕を持って

「朝の6時に研究者が研究していることは何とも思わないが，朝の6時に被験者が研究のために協力してくれることは信じ難い．」

と周りの研究者から言われました．今から振り返って考えると，私の研究に対する「気魄めいたもの」が被検者に伝わったのではないかと分析しています．研究に対する科学的かつ医学的な興味，2か月弱の限られた研究実施期間，被検者募集の困難さから今回の機会を失えば二度と実施できないかもしれないという不安，諸々が錯綜していたと思います．そのため被検者にはこの研究期間には研究への参加を最優先してもらうよう，無言の圧力がかかったものと思います．そこで，私は彼女達に何かできないか考えました．検査中に彼女たちは助産婦国家試験の話をしていましたので，試験日に試験会場近くの駅まで激励に行くことにしました．助産婦国家試験当日，試験会場近くの茗荷谷駅に画用紙数枚を重ね，「東大助産婦学校　祈健闘 !!」

と書いた手作り横断幕を持ち，駅改札口を出たすぐの所で，人目に付くように立っていました．不思議なことに人目にさらされても恥ずかしい気持ちは無く，ただただ被験者の方々への感謝の気持ちで立っていました．私の存在に気が付いた被験者の方々は，私に駆け寄り，口々に，

「先生．寒いのにわざわざ有難うございます．」

と言って下さりました．国家試験の期間中にもかかわらず研究参加いただいているお礼を私が述べるべきところを，逆に先を越され彼女達からお礼を言われてしまいました．

Note

31 韓信の股くぐりと「れんこん」

　衛生学校の教官として勤務する傍ら，週2日は東大老年病科で臨床研究を行っていました．東大では当初から客員研究員の身分をいただきました．防衛庁内で何とかして「総合診療」を形作れないかを模索すると同時に，臨床医学研究がとても面白くなってきた頃のことです．衛生学校は陸上自衛隊の組織に属していますが，防衛医大は制服ではない教官が教育・診療・研究を行う「大学校」で，防衛庁内では陸海空自衛隊に所属していない別組織です．

　卒業後は母校防衛医大とは縁遠くなっていました．手相を見てくださった高谷教授は既に退官されていました．米国留学出発前，所属していた医局のN教授にご挨拶に伺った際には，

N教授「私は〇〇の研究をしているため，その研究領域の後進を育てている．橋本先生の進もうとしているFamily Practiceは私の専門ではないし，もう君のことは面倒みられない．」

とお話がありました．N教授のお話は誠に尤もなことで，自身の教室を運営する責任者としては至極妥当なお話でした．しかしながら私はN教授に面倒見てもらいたくて挨拶に伺った訳ではありません．無理やり離縁状を突き付けられたようで寂しい思いをしました．初任実務研修(研修医)終了後は大津駐屯地，米国Pittsburgh，衛生学校と勤務し，母校との繋がりはほとんどなくなっていました．

　当時防衛医大には院内措置にて「総合臨床部」があり，数名の医師が外来での「振り分け」を主たる業務に活動していました．米国から帰国後も耳に入る防衛医大総合臨床部の情報は，米国でのFamily Practice

と大きく違っていたため，距離を置いていました．総合臨床部に勤務していたN先輩医師から，人伝(ひとづて)に連絡が入りました．
「橋本が総合臨床に興味があるなら，週2日の通修日は東大で研修するのでなく，防衛医大に来てわれわれがやっている総合臨床部の仕事をすべきだ．」

　私はとても悩みました．私にとって総合診療は興味があるなどと言うレベルではありません．何としてでも防衛庁内に総合診療を創設するために米国留学してきたのです．しかしながら，防衛医大総合臨床部の診療形態は，米国で学んだものとあまりに違っていた現実がありました．私がもし防衛医大総合臨床部で「振り分け」を行えば，防衛医大の職員，特に研修医や学生から，「米国のFamily Practiceって振り分けをすることなの？」と誤解されてしまいます．しかし，N先輩の伝言を無視するわけにもいかず，週2日の東大での通修日を1日に削り，1日を防衛医大総合診療部に行くこととしました．

れんこん

　防衛医大総合臨床部で外来での振り分けを手伝うことは不本意でしたが，どんな診療形態であれ，現在行っている形から，少しずつ理想の形に変えていけば良いと考えていました．しかし，この考えが甘かったことを後日思い知らされます．振り分け作業は米国のFamily Practiceでは行っていないことなど，彼我の違いを説明しても聞いてもらえず，「ここは日本だから．」などと言った留学経験者を小馬鹿にしたような回答のみでした．私の意見は通らず，外来での振り分けを実施する不満の日々でした．通修日は本来私達医官が研修に使える時間でしたが，防衛医大総合臨床部での通修は外来での振り分けのためだけに時間が使われました．勤務している数名の医師たちもN先輩の息のかかった連中で，私は自分の居場所が見つけられませんでした．同じ通修日でも東大老年病科では充実した臨床研究ができましたが，防衛医大総合臨床部は針の筵(むしろ)のようでした．3-4週間程経過した頃です．N先輩から呼び出されました．何人かの医師も同席していました．

N先輩「橋本！アメリカではどうだか知らないが，総合臨床って何だかわかるか？」
私「一言では申し上げ難いですが…．」
N先輩「れんこんだよ．」
私「れんこん？？」
N先輩「そう．既に他の専門家がやっている分野，例えば高血圧，糖尿病，脂質異常症，内分泌疾患などを除いた，隙間産業だよ．」
大胆な発言をされます．
私「すきま産業？」
N先輩「そう．他の専門家がやっていない領域をやることが総合臨床だよ．」
　数名の医師は肯いていました．よくもかような誤解・曲解・暴言ができたものだと思いました．もしかするとN先輩は自身の大学内の立ち位置を確保するために，「隙間産業」を専門とする必要があったのかもしれません．
私「発想が全く逆です．私達総合診療医は高血圧，糖尿病，脂質異常症，内分泌疾患など通常良くみる疾患を主体に，必要な際には専門家にも相談して患者を診療すべきです．総合診療は医学医療の王道です．振り分けや，すきま産業ではありません．」
　N先輩は仲間意識が強く，意見を同じくする仲間を求めていたようですが，私は到底この仲間には入れませんでした．母校であっても考え方の違う仲間と勤務することは困難であり，別の場所や別の機会にいつか理想の総合診療を創ろうという考えが強まりました．その後徐々に防衛医大から足が遠のき，数か月後，通修は2日とも東大老年病科で行うことにしました．

　不本意に防衛医大に通修していたこの間も胃が痛くなる経験は無く，食欲もあり睡眠も十分にとれました．一時的に気分が落ち込むことはありましたが，有難いことに身体が丈夫で，それを深く悩んだりすることはありませんでした．人にはよく「首から下はいつも元気です．」と表現して笑われています．（夜になると首の位置が下がって来ます．←下ネタです）

IV 日本国内での大惨事に遭遇

メンターアドバイス

　神戸大学に赴任以来，多くの方々の協力を得て，思う存分「総合診療」創設に力を注ぐことが出来ました．N 先輩と対立し，孤立しても自分の信念を曲げなかったことで今の自分があると確信しています．「韓信の股くぐり」とは，将来に大志を抱く者は，屈辱にもよく耐えるというたとえで用いられます．大した事でなければ，韓信の股くぐりも必要な時があるかもしれません．しかしながら，自分の信念や信条に係ることは，絶対に曲げる必要はありません．学生には自分のポリシーに関することに「韓信の股くぐり」などするなと常々話しています．何しろ「男の器量や大きさは，夢の大きさに比例する」ものですから．他人に自分の夢を変えられてはいけません．

れんこん？

- 誤った「総合臨床」
- 防衛医大「総合臨床部」
- 東大での研修を中止せよ

譲れない

「総合臨床　総合診療は振り分けじゃない！」
　現存する人からの○○○，○○や○○

「韓信の股くぐり」（かんしんのまたくぐり）

中国の泰末から漢の時代にかけて活躍した武将，韓信が残した故事

「大きな志を持った者は，ささいな恥辱を意に介さない」という意味の教訓

32 朝霞駐屯地医師として
―今できることは何かを考える

　東大老人科での臨床研究は順調に進んでいましたが，防衛庁内で総合診療確立の道は遠く感じていました．

　衛生学校から次の赴任先として朝霞駐屯地医務室が決まりました．幸い朝霞駐屯地は住んでいた官舎の目の前でしたので，引っ越しする必要もなく，通勤時間も短縮され，東大老人科の研修もそのまま継続できました．

　衛生学校時代職員全員が行う清掃は好きではありませんでした．草刈りやゴミ拾いがある度に，

「私は医官として働いているのだから，医官がするべき仕事をすれば良いので，清掃などは他の誰かがやれば良い．」

と思っていました．不遜にも自分は草刈りやゴミ拾いをする人間ではないと，当時は思っていたのです．米国での研修中に，医師として求められることだけに集中して勤務できる環境を体験してしまったせいかもしれません．ところが，朝霞駐屯地医務室勤務になり，自分が医務室運営の責任者側になったとたん，色々なことに目が向くようになりました．

　隊員に気持ちよく受診してもらうためには医務室がきれいな方が良い．医務室内の患者用スリッパは揃えてあった方が気持ち良い．医務室周囲の庭はきれいで，草は手入れされ刈られていた方が良い，と思うと，何と自分から率先して医務室内の清掃やゴミ拾い，スリッパ揃え，医務室敷地の草刈りができるようになったのです．

　午後3時を過ぎると医務室は一旦外来診療業務を中止します．残務整理が終わると午後4時になります．急患以外の診療が一段落するため，午後4時からほぼ毎日医務室周辺の草抜きと清掃を自分から実施するようになりました．

　受診してくれる隊員にも十分な医療を受けてもらえるように努めました．

Ⅳ 日本国内での大惨事に遭遇

　当時は部内医療設備が十分でなかった過去の事実があり，隊員が部外医療機関を受診しても良かったのです．しかしながらこの部外診療委託費がばかにならない金額になっていました．これでは防衛医大を創った意味がありません．部内受診を励行してもらうには，われわれ医官が先頭に立って親切な医療を提供しようと決心しました．同時に入院加療が必要な際は，積極的に部内で一番近くにあった自衛隊中央病院を勧めました(隊員は部内でも部外でも好きな医療機関を選択できます)．総合診療で大事な継続医療を実施するには何が必要かと考え，朝霞駐屯地の隊員が自衛隊中央病院に入院している際は，その隊員が元気でいることの確認も実施しようと提案しました．過去には朝霞医務室が医務室としての機能を十分に発揮していなかったため，「通院車」という名前の車両が週2回朝霞駐屯地から自衛隊中央病院に向け患者を運んでいました．患者の隊員は早朝に医務室前に集合し，通院車に乗り込み自衛隊中央病院のそれぞれの診療科で外来診療を受けていたのです．私も週1回はその通院車に同乗し，自衛隊中央病院に出向き，朝霞駐屯地隊員の回診を開始しました．また，当時自衛隊中央病院内科部長であった阿部重人先生と相談させていただき，朝霞駐屯地隊員の回診が終わった後に，自衛隊中央病院内科外来診療を担当しました．回診に出向くと入院中の隊員からは「何故朝霞駐屯地の医官が来てくれるのか？」と不思議がられましたが，隊員の顔には原隊(朝霞駐屯地)医務室医官が見舞いに来てくれたといった安堵の表情が見て取れました．また，退院後彼らは律儀にも朝霞駐屯地医務室に挨拶に来てくれたり，届け物をしてくれたりと，何かとコミュニケーションが自然に良くなっていくのが分かりました．その後朝霞駐屯地医務室の受診率が向上し，部外診療委託費は驚くほど減っていきました．

　朝霞駐屯地内には体育学校もあり，オリンピックのレスリング競技でメダルを狙う若人も勤務していました．ある日午後の診察が始まった際，体育学校学生でレスリングをしている22歳の男性隊員が受診しました．彼の主訴は腹部違和感でした．

隊員「先生．午前の練習では何ともなかったんですけど，昼めしを食ったら何となくおなかが変でして…．」
私「変？変ってどう変なの？」
十分な医療面接と診察を行いましたが異常は見当たりません．
私「悪いお腹ではなさそうなので，とりあえず様子をみてくれるかな．」
隊員「分かりました．」
と言って，薬剤は何も処方せず帰しました．

　午後4時が過ぎ私が医務室周囲の草むしりをしている時です．医務室職員から呼ばれ，先ほど受診した隊員がまた腹部の違和感で受診希望しているとのことでした．
私「その後，どうですか？」
隊員「先生．やっぱり変です．痛い訳じゃないんですけど，胃の回りが気持ち悪いんです．」
診察上もお腹は柔らかく，腸雑音もhyperでもhypoでもなく聴取できました．
隊員「先生．どこが悪いんですか？」
私「ごめん．どこが悪いか分からない．でも何かの病気の前触れかもしれないから，症状が悪化したり変化があったら，夜間でも必ず医務室に連絡してください．」
隊員「でも夜は医務室閉まるでしょう？」
私「当直がいるし，私はすぐそこの官舎に住んでいるので，連絡あれば診察に来るから心配しないで．」
病名が判明しないためやや不安そうな隊員は宿舎へ戻りました．「患者は常に正しい」と米国Family Practiceの研修で教えてもらったため，必ず何かあると思いながら，私も帰宅しました．

　午後9時です．日中2度受診された隊員が医務室に来たという連絡が，医務室当直から自宅に入りました．1日に3度目の受診です．すぐに官舎から医務室へ向かいました．夜間は車も少なく，自室から医務室までは10分もかからず到着しました．隊員の顔を見ると明らかに苦悶様で，

Ⅳ　日本国内での大惨事に遭遇

日中の顔ではありませんでした．診察を行うと反跳痛は明らかでは無かったものの，筋性防御がありました．当直の技師に依頼し医務室内で立位と臥位の胸腹部 X 線を撮影すると，立位像で横隔膜下に free air が認められました．そうです，消化性潰瘍の穿孔だったのです．自衛隊中央病院当直医官に電話連絡し，外科手術が必要な旨お話ししました．夜間でもとても快く患者の搬送を承諾いただきました．患者が自衛隊中央病院に到着後，すぐさま手術が行われました．実に数日の入院で無事退院し，彼はその後も元気にレスリングをしています．

朝霞駐屯地は広い土地があるため，夕方はその一部を近隣子供たちの野球場やサッカー場として使用を認めていました．午後4時30分頃を過ぎると官舎の子供たちがちらほら駐屯地内に入って来ました．長男の征治も小学生に入った頃でしたので，ほとんど毎日駐屯地内の広場に遊びに来ていました．私が勤務していた医務室にもその都度顔を出し，私が医務室周辺の庭で草抜きをしているところを，彼は幾度となく目撃していました．
私「元気か？広いところで存分に遊んで行け．」
征治「うん．お父さん何やってるの？」
私「草抜き．タンポポも一緒に抜いているんだよ．見てごらん，タンポポの根はこんなに長いんだよ．」
と抜いたばかりのタンポポの根っこを見せたことがあります．

後日同じ地域の官舎に住んでいた同級生竹島先生ご家族を食事にお呼びした際のことです．竹島先生のお父様は製薬会社に勤務され，以前私が大津駐屯地勤務の際には，有難いことに種々薬品情報をご提供いただいたことがあります．竹島先生が私のことを息子征治に尋ねました．征治の返答を聞いて思わず吹き出しそうになりました．
竹島先生「征治君．お父さんは朝霞医務室でどんなお仕事をやってるの？」
征治「草抜き！」

> **メンターアドバイス**
>
> この頃からだと記憶します．夢は遠い先であっても自分が現在置かれた環境で，できることを最大限にしようと心がけるようになりました．そうすると以前にはできなかったことが出来るようになりました．

朝霞医務室時代

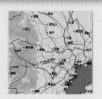

- 1997年8月　朝霞駐屯地　医務室医官

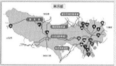

- 約4,000人の隊員　終日外来診療　官舎
  週2回は通院車　自衛隊中央病院
  入院患者　朝霞近辺の病院から自衛隊中央病院へ

- 入院が必要な患者　自衛隊中央病院に入院
  総合臨床の柱の一つである継続医療　番匠幸一郎
  自衛隊中央病院入院中　朝霞隊員回診

朝霞医務室時代に考えたこと
「自分に今できることは何だろうか？」

隊員が喜んで来てくれる医務室　官舎宿泊　毎日当直
　　　　綺麗な医務室　スリッパ　草抜き

週2回は通院車　継続医療の実施　中病にのりこみ

卒業後9年　研修日は1日に減　医務室のデータ入力
　　論文執筆

V エビデンスを創る臨床研究

33.（1）エビデンスを創る臨床研究－赤ワイン
33.（2）エビデンスを創る臨床研究－肥満
34. 東大学位取得での一悶着

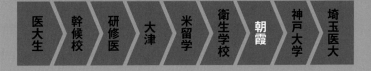

33　（1）エビデンスを創る臨床研究－赤ワイン

Evidence based medicine (EBM)

　EBM は「良心的に，明確に，分別を持って，最新最良の医学知見を用いる」("conscientious, explicit, and judicious use of current best evidence") 医療のあり方を指します (ウッキペディアより引用)．あり方を示しているため，実際の診療に役立たせる意味で，私は Evidence and Practice based medicine (EPBM) と言う造語を創りましたが，残念ながら流行りませんでした．EMB を用いて診療を行った初めての経験は米国研修医で受け持った急性膵炎の患者の時でした (本書 18. 彼我の違い－診察室の構造 EBM と Sanford)．最近では通常の診療現場で EBM が用いられ，誠に結構なことと考えています．ただ，EBM のみの医療を行っていては，新たな発想や見解が出にくいのも事実です．そのため研究が必要となります．下記ヒエラルキーの如く，それぞれに研究対象は変わってきます．

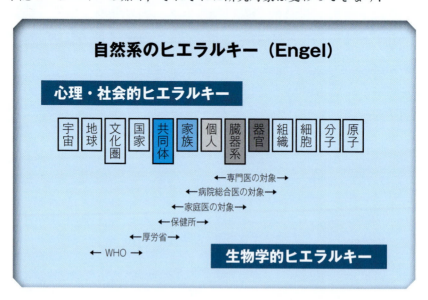

French Paradox

　私が行ってきた血管内皮機能を評価するFlow-mediated dilatation(FMD)測定手技は確立したため，この手技を用いて女性ホルモンとその関連の研究を継続しました．動脈硬化研究者の間では，French ParadoxとJapanese Praradoxと呼ばれる興味深い事象がありました．French Paradoxとは，フランスでは肉類の消費が他のヨーロッパ諸国と変わらないものの，心血管死が少ない現実を指します．フランスで多く消費される赤ワインに心疾患発生を抑制する効果があるのではないかと推測されていました．近藤和雄先生のLancetに載った論文では，健常人に赤ワインを2週間投与した結果，LDL抗酸化能が有意に亢進していることが確かめられました．近藤先生は当時国立健康・栄養研究所に勤務されていましたが，私が防衛医大学生の頃，第一内科講師であられ，病棟実習でお世話になったことがあります．

　一方Japanese Praradoxとは日本では塩分が多い食事や喫煙者が多いにもかかわらず長寿である現実を指します．日本食には日本酒，鮨・刺身，そば，豆腐・納豆 (私の好きなものの列挙) が付き物で，これらは身体に良いのではないかと思っていました．2研の会合で日本酒の血管への効果を提案したところ，

鳥羽研二先生(当時老年病科講師　現国立長寿医療研究センター理事長)「橋本先生が国粋主義者であることはわかりますが，日本酒は，米，こうじ米以外のぶどう糖，有機酸やアミノ酸などの副原料が入っているため，血管に対して良い反応が出ても，どの物質が血管に対して効果があるか，分かり難いと思います．」

私「国粋主義者という訳ではありませんが，日本人が一般に食しているものは，塩分を除けば身体に良い物が多いと思いまして…」

鳥羽先生「英文論文で世界に訴えるには，赤ワインの効果を検討されてはどうでしょうか？」

私「そうですね．確かにFrench Paradoxは良く知られていますし，報告も出ています．赤ワインの血管に対する研究は興味深いですね．国内のワインなら比較的廉価で入手できると思います．」

複数の研究室メンバー「有名英文雑誌にアクセプトされるには，世界で認められる有名なフランスワインでないと難しいんじゃないですか？」

後で聞いたところ研究仲間はこの研究で有名フランスワインが飲めると邪(よこしま)な考えがあったようです．

こうして赤ワインのFMDに対する研究が企画されました．早速近藤先生に連絡をとり，国立健康・栄養研究所を訪れました．近藤先生はサントリーと共同で，シャトーラグランジュ(Chateau Lagrange)と言う赤ワインを用いた研究成果を発表されていました．

私「先生は覚えていらっしゃらないと思いますが，学生の頃先生にお世話になりました．」

近藤先生「覚えてるよ．橋本先生は脂質代謝に関して学生なのに良く勉強され，難しい質問をしてきたじゃない．」

私「本当ですか？覚えていただき光栄です．学生時代はお世話になりました．早速ですが赤ワインの血管に対対する効果をFMDと言う血管内皮機能を評価する方法で臨床研究を行いたいと思っています．先生のアドバイスをいただきに参りました．」

近藤先生「面白そうだね．人を対象に赤ワインの血管への影響が直接調べられるなら，サントリーも喜んで研究の相談に乗ってくれると思うよ．」

小一時間の相談で，以下の点がまとまりました．
・長期に渡る臨床研究では赤ワインが大量に必要となる
・生体を用いての臨床研究では，食事を含め血管機能に影響する因子が多いため影響を排除できる環境が必要となる
・長期であればあるほど臨床的に影響を与える因子が増えるため，短時間で評価できるような研究課題が好ましい

近藤先生からサントリーの担当者細田和昭氏を紹介いただき，研究を開始しました．女性では月経周期がFMDに関与することから，被検者は健康で喫煙暦が無く，アルコールを嗜(たしな)むことができる成人男性としました．研究室の男性同僚研究者達は喜んで参加してくれました．この研究がどんなに過酷かは，この時誰も知りませんでした．

V　エビデンスを創る臨床研究

　近藤先生が使ったシャトーラグランジュは既に在庫が少なくなった理由から，赤ワインはシャトーベイシュヴェルを使用しました．このワインはフランスのボルドー，サン・ジュリアンのワインで，中世にこのシャトー内を流れる河を行き来する船乗り達が，この地の領主だったフランス海軍提督に敬意を表すため，「ベッセ・ヴワール」（帆を下げろ）と，叫んでいたのが名前の由来だそうです．研究に使った赤ワインまでもが軍人に関係していました．これも何かの縁だったのでしょう．2研のメンバーで検討の結果，われわれは赤ワインの急性期の影響を検討することとしました．これなら長期に渡る研究でないため，使用する赤ワインも少量で済みます．赤ワイン服用前，服用後30分，60分，120分のFMD測定を計画しました．赤ワインが赤ワイン成分とアルコールを含んでいることから，対象飲料物として，水，焼酎，赤ワインのアルコール抜き飲料を用いました．幸いサントリーは，出来上がったワインから40℃程度の温度で赤ワイン成分を損なうことなくアルコール成分を除去できる技術を持っていました．

	アルコール成分	赤ワイン成分
水	なし	なし
焼酎	あり	なし
赤ワインアルコール抜き	なし	あり
赤ワイン	あり	あり

　被験者の検査手順は表に示した通りです．各種食品はFMDに影響を与えることから，検査日前日夜から水分は水のみ可，当日の昼食は同一の食事としました．4種類の飲料を別々の日に服用してもらい，その前後でFMDを測定しました．アルコールが入るため，検査開始は夕方5-6時の開始としました．研究が始まって初めて分かったことは，赤ワインも焼酎も，つまみや食事が無く単独で飲むのはかなり辛いことです．さらに，赤ワインのアルコール抜き飲料はかなり不味かったのを覚えています．各飲料の総容量を同じにし，焼酎と赤ワインのアルコール分量も同じに設定しました．赤ワインでボトル2/3程度を30分で飲んでもらいました．

それぞれの飲料の容量をそろえるため，足りない際は水をチェイサーとして飲んでもらいました．被験者には飲み難い飲料を含む4種類の飲料を飲んでもらい，前後に渡って上腕を縛り FMD を測定させてもらいました．検査は大体午後 11 頃に終了しました．1 種類の飲料での検査から次の飲料の検査は最低 1 週間は間隔を空けました．月経周期と FMD の研究に参加された被験者同様，研究に参加してもらった同僚に深く感謝しています．

結果は赤ワインと赤ワインのアルコール抜き飲料で FMD 増大が認められたため，赤ワインの成分によるものと考えられました．データをまとめて論文投稿し，アクセプトとなりました．ちなみにこの論文 (注 1) は Up to date にもしばらくの間引用されていました．人での FMD 測定実施前夜，赤ワインを飲んだ人の血管が拡張する夢を見ました．夢の中まで研究のことを考えていたようです．

この研究成果を発表するため甲府で開催された ASEV 日本ブドウ・ワイン学会へ行った際のことは今でも覚えています．当時サントリーの銭林裕ワイン部長，萩原健一山梨ワイナリー栽培技師長と私の 3 人で初対面であるにも関わらず，意気投合し深夜まで飲み明かしたことがあります．銭林部長のご令嬢は当時神戸大学医学部在籍とお聞きしし，後日，本人銭林雅子先生と神戸でお目にかかる機会がありました．もう既にこの頃から私は神戸大学と縁があったようです．萩原技師長は 2000 年 9 月シドニーオリンピック 200m 背泳ぎ 4 位に入賞されたハギトモで有名な萩原智子さんの御父さんでした．美味しい赤ワインを数本いただきましたが，長時間に渡りしこたま飲んだため味は忘れてしまいました．たった一度の夜の会合でしたが，今でも鮮明に記憶に残っています．

蛇足

研究会や学会で赤ワインの話をすると，必ず白ワインはどうかの質問がなされます．必要に迫られて同じ被験者に白ワインを追加研究しました．

V　エビデンスを創る臨床研究

結果は赤ワインに見られたFMDの増大は認められず，焼酎と同様の反応でした．この結果を持って赤ワインが血管に良く，白ワインは効果がないというのは誤りです．私の好きな白ワインの名誉のために言っておきますが，この研究から言えることは，「短時間における赤ワイン服用では，その2時間後にFMD増大が認められた．赤ワインのアルコール抜き飲料でも30分後と2時間後にFMD増大が認められた．アルコールでない赤ワインの成分がFMDを増大させた可能性がある」だけです．

メンターアドバイス

　長期にわたる影響を調べた訳ではありませんので，「赤ワインが血管ひいては身体に良い」などといった短絡的な解釈は誤解を生みます．科学研究結果の解釈には注意が必要です．そのため(NPO)日本メディカルライター協会(通称JMCA)を創り，一般の人々への正確な情報伝達を行うことを目的に活動を行っています．

注1. Effect of acute intake of red wine on flow-mediated vasodilatation of the brachial artery. Am J Cardiol., 88, 1457-1460, 2001.

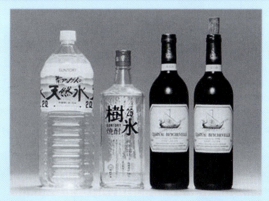

アルコール成分	−	＋	＋	−
ワイン成分	−	−	＋	＋

被験者検査手順

検査前日	午後8時より禁酒，食事以外の水分摂取は水のみ可
検査当日	朝食は各人従来通りの食事 昼食は被験者全員，全回同一のものを摂取 検査開始時刻は夕刻5時から6時の間とした
検査手順	被験者は検査ベットにて15分安静 その後安静時の%FMDを測定，30分間かけ飲料摂取 摂取終了後30, 60, 120分にて同様に%FMDを測定 最後に%NTGを測定

安静　30分かけ飲料摂取　30分　　60分　　120分

% FMD changes after drinking four kinds of beverages

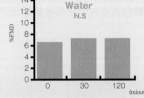
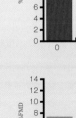
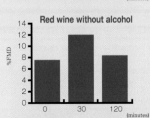

(Hashimoto M, et al. Am J Cardiol, 99, 1457-1460, 2001)

% FMD changes after drinking of red wine and white wine

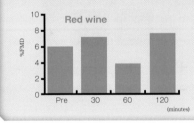
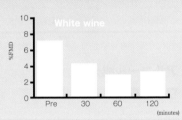

Ⅴ　エビデンスを創る臨床研究

情報の正確な伝達

特定非営利活動法人（NPO）

日本メディカルライター協会
Japan Medical and Scientific Communicators Association (JMCA)

本協会は、広く一般市民に対して、保健と医療に関する情報を正しく伝達することの意義について理解を求めるとともに、医学、医療、薬学を主とする自然科学領域の研究機関、企業、メディア等で情報の交流に従事する方を対象に、教育、情報交換、啓発活動、ならびに職業能力の開発と雇用機会の拡充を図る場を提供し、保健、医療、福祉の増進に寄与することを目的とします。

（NPO）日本メディカルライター協会

Japan Medical and Scientific Communicators Association

- 理事長　大橋 靖雄　東京大学大学院医学系研究科　生物統計学　教授
- 副理事長　川合 眞一　東邦大学医療センター大森病院膠原病科　教授
- 副理事長　西山 利巳　（株）東京CRO 社長　大学発バイオベンチャー協会幹事長
- 理事　青木 則明　東京大学医学部附属病院　UMIN研究センター准教授
- 理事　武原 信正　（株）ライフサイエンス出版　代表取締役社長
- 理事　津谷 喜一郎　東京大学大学院薬学系研究科　医療政策学客員教授
- 理事　中山 健夫　京都大学大学院医学研究科　健康情報学分野　教授
- 理事　橋本 正良　神戸大学大学院医学研究科　プライマリ・ケア医学　教授
- 監事　七野 俊明　（株）シナジー　代表取締役社長
- 監事　野嶋 豊　（株）ハイメディック　代表取締役社長

33　(2) エビデンスを創る臨床研究－肥満

肥満と動脈硬化

　一般に，太っている人は，病気特に動脈硬化性疾患にかかり易いと考えられます．しかし，肥満のタイプすなわち女性に多くみられる臀部のまわりがふくよかなタイプ(洋ナシ型)は，中年男性でお腹の周りが急に太ってきたタイプ(リンゴ型)に比べ病気が少ないことが以前から分かっていました．脂肪のつく部位により実際臍の部位のCT画像でも確認でき，洋ナシ型は皮下脂肪優位，リンゴ型は内臓脂肪優位に脂肪が蓄積しています．同じ身長，同じ体重の肥満者でも，脂肪の付く部位によって病気のなりやすさが違うのです．近年この内臓脂肪型肥満が動脈硬化と関係していることが分かって参りました．基礎研究でも内臓脂肪は動脈硬化に関係する各種サイトカインを分泌していることも報告されてきました．

　そこで私の次の研究プロジェクトは「肥満のタイプとFMDの関連を検討すること」になりました．肥満のタイプ別によって血管の反応性に差があるのではないか，すなわち皮下脂肪型肥満者と内臓脂肪型肥満者のFMDには差があるのではないかとの仮説を立てました．

被験者選び

　研究開始は夏の暑い盛りでした．肥満の研究開始前までは，電車の中などで太っている人を見かけると暑苦しい(失礼!)と思って，目を逸らしていました．しかし研究対象となる肥満者を被験者に選ぶようになってからは，どこかに肥満者はいないかと，目を凝らして肥満者をさがすようになりました．欧米と違い，日本では肥満者は少ないのが現状です．

さがすとなると研究対象者は中々見つかりません．友人，知人，職員でBMI>26の人に声をかけましたが，数人のみしか集まりませんでした．私の肥満者に対する目つきも変わりました．電車内で肥満者を見つけると，研究に参加して欲しいと喉から手が出そうでした．実際声をかける訳にはいきませんので，健康診断を行っている丸の内診療所に大内先生と訪ね，男性肥満者BMI>26の人を紹介していただけるよう依頼しました．

　幸い丸の内診療所から多数の紹介があり，30数名もの肥満者を集めることができました．研究の内容，手順を説明し，各人から書類での同意書を頂戴しました．肥満者に対し皮下脂肪型か内臓脂肪型かを判別するにはCTが有用ですが，不必要な被曝を削減する目的もあり，超音波で判別する方法を採用しました．男性肥満者で，病気が無く，服薬なく，非喫煙者をエントリーし，標準体重の男性23名を対照群としました．肥満者38名を超音波法で判別したところ，皮下脂肪型肥満者が23名，内臓脂肪型肥満者が15名となりました．研究の時点で加療はされていませんでしたが，内臓脂肪型肥満群では，血圧高値，脂質異常を呈する者が多く存在しました．

結果の解釈　予想と予想外

　予想通りでしたが，内臓脂肪型肥満者のFMDは低下していました．皮下脂肪型肥満者のFMDは内臓脂肪型肥満者と標準体重群の中間位ではないかと予想していましたが，興味深いことに，皮下脂肪型肥満者のFMDは標準体重の対照群と差がないことが判明しました．FMD測定の最後には内皮機能によらない血管反応性の程度(内皮非依存性血管拡張反応)を,ニトログリセリンを用い評価していました．皮下脂肪型肥満群，内臓脂肪型肥満群，標準体重対照群の3群で内皮非依存性血管拡張反応は変化がないことが確認されました．

肥満の研究から分かったことは,
- 内臓脂肪型肥満者の内皮機能は有意に低下
- 皮下脂肪型肥満者の内皮機能は非肥満者と差がない
- 肥満者において内皮機能と内臓脂肪の割合との間に有意な負の相関がある

　すなわち,内臓脂肪型肥満者に内皮機能の低下が認められ,解析の結果,内臓脂肪の蓄積が独立した危険因子として血管内皮機能に影響していることが判明しました．メタボリック症候群発症の上流には,この内臓脂肪関与が示唆されました．当然と言えば当然の結果ですが,内臓脂肪が蓄積しないようにすることが臨床上重要と考えられます．また,今回の研究では皮下脂肪型肥満者は FMD で測定された内皮機能の低下が認められませんでしたので,彼らには積極的な減量すなわち皮下脂肪減量の介入は健康上必要なさそうです．この事実から皮下脂肪は身体にとって必要な脂肪であり,内臓脂肪は不必要な,健康に害を与える脂肪と私は推察しています．

メンターアドバイス

　基礎研究と臨床研究の橋渡しの研究であるトランスレーショナルリサーチが叫ばれています．こういった臨床での研究結果をもとに基礎医学研究者と共同研究することで,新たな発見がなされるものと思います．総合診療医を目指す方々にはエビデンスを使うだけでなく,エビデンスを導き出す視点も是非持ち合わせて欲しいと切望します．

Ⅴ　エビデンスを創る臨床研究

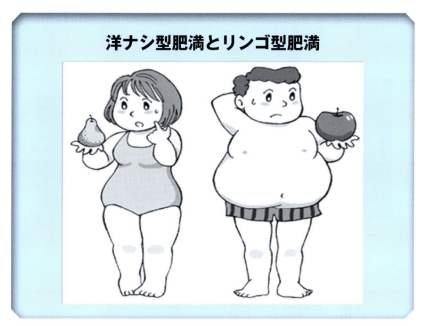

洋ナシ型肥満とリンゴ型肥満

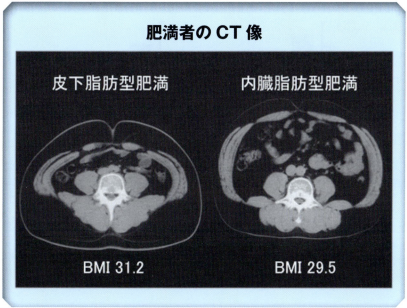

肥満者のCT像

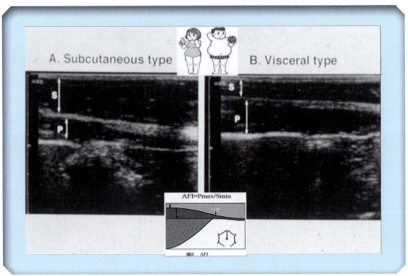

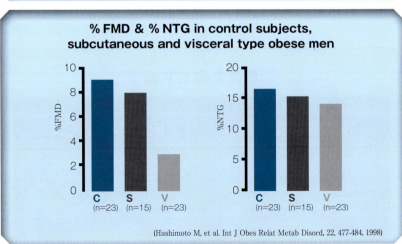

(Hashimoto M, et al. Int J Obes Relat Metab Disord, 22, 477-484, 1998)

V エビデンスを創る臨床研究

 東大学位取得での一悶着

学位審査前

「東大は防衛庁や自衛隊関係者に学位を出さない」と言う噂を過去に聞いたことがありました．詳細は不明でしたが，確かに関係者で学位取得した人は限られていました．防衛医大先輩のO先生が既に東大で医学博士の学位を取得していたことから，電話して情報を聞いたことがあります．

私「お忙しい所失礼します．2年後輩の橋本と申します．朝霞駐屯地で勤務していますが，通修にて東大老年病学教室で研究を行っています．学位申請をしようと思っていますが，東大は防衛庁や自衛隊に好意的でないという噂を聞いたことがあります．先生は既に東大で学位を取られているので，詳細ご存じでしたら教えていただきたく連絡しました．」
O先生「僕の場合，研究そのものは防衛医大でやりました．論文をまとめてから後はT教授が東大での審査に回してくれたので詳細は良くわからないのですが．」
私「何も問題なかったと言うことでしょうか？」
O先生「いや問題がないわけでもない…．噂だけど，Bとい人文系の教授が大の防衛庁自衛隊嫌いで，防衛庁や自衛隊の身分の人が学位申請を行うと，大声でけしからんと言って拒否するらしい噂は私も聞いたことがある．でも過去のことだよ．」

事務に申請手続き

詳細は分からないままでしたが，学位論文として研究成果をまとめ，申請手続きのため東大医学部大学院事務に向かいました．受付の窓口で私の書類を見た女性事務職員が私の履歴書を見ると，「少々お待ちください」と言ったまま戻ってきません．中を伺うと女性職員は事務所奥に行き，

上司らしき人と何やら相談を始めました．しばらくすると事務所奥から上司らしき男性職員(名札でAさんとわかりました)が受付窓口に立ち，私に向かって，

Aさん「先生は自衛隊でしょ．うち(東大医学部)は軍事研究してませんから！」

と言い退けて，申請書類を私につき返しました．

私「軍事研究など何もしていませんが…．」

と言いかけましたが，ああこれが噂の正体なのかもと思い，事務の受付で押し問答しても埒が明かないと考え，その場は一旦引き下がりました．「東大は防衛庁や自衛隊関係者に学位を出さない」のではなく，事務職員の中に思想的に防衛庁や自衛隊関係者をよろしく思わない人がいて，学位申請を受理しないのが事実のようでした．事の次第を大内教授に報告すると，

大内教授「けしからん！Aさんだよそれは．」

私「確かその名前でした．Aさんから先生は自衛隊でしょと言われましたが，私は自衛隊の代表でもないですし，私が行った研究のどこが軍事研究なのでしょうか？」

大内教授「言いがかりだよすべて．学位申請に研究歴は必要だけど，審査に関して事務は関係ない．先生の学位の件はY医学部長と相談しておきます．」

事の成り行きを報告した叔父の西山は，「何も心配ない．大内先生が良いように計らってくれる．必要なら出るべきところに出よう．」とのことでした．学位申請に関して研究内容で審査不可は理解できますが，申請身分によって事務的に受理できないなどと言った不合理は合点がいきません．この時私も必要な際は「出るべきところに出る」決心が出来ていました．

その後大内教授とY医学部長の相談の結果，私の学位認定は，教授会での身分承認から始まりました．「防衛庁職員かつ現役医官であり，東大老年病科客員研究員の資格を持つ者が，東大で臨床研究を行っている．

その者が医学博士の申請を行うが，申請に関し身分上何ら問題ない．」という確認と承諾が教授会でなされ，引き続き審査員が選考され，主査，副査と2名の審査員が選出され，研究内容の審査へと移行手続きがとられました．普通の大学(文科省の)卒であれば何も問題ない事が，かような騒ぎになることに，一個人として驚きました．

　研究内容の質問や疑義であれば，どんな内容であれ回答可能です．必要な際は追加研究も可能です．しかし，事務的に申請書が受理してもらえないような事態は精神的にとてもストレスフルでした．目に見えない大きな「壁」や「いじめ」を感じ，しばらくは悶々としていました．将来必ずこういったこと(防衛庁や自衛隊関係者の学位申請拒否)は無くなるだろうが，この体験のことは必ず語り継ごうとこの時決心しました．鈍感力が優れている私は，この際も胃が痛くなる経験は無く，食欲もあり睡眠も十分にとれました．

学位審査

　Y主査，F副査と2名の審査員H教授とK教授が選出され私の学位審査が始まりました．東大での学位審査は審査員の前で30分程度のプレゼンを行い，その後約30分の質疑応答が行われます．私の審査日にY主査が他の審査員に対して最初に述べた言葉です．

Y主査「橋本先生は現役の防衛医官です．東大の学位審査における身分の扱いに関しては，先日の教授会で承認された通り，問題ない事が確認されています．研究内容ではなく，身分のことでの質問や疑義は一切受け付けません．」

　Y主査が断言して下さったお蔭もあり，パワーポイントを用い自分の研究内容を持ち時間30分で思う存分発表することができました．学位論文の中には既にpublishされている研究も数本含んでいました．論文投稿中にreviewersからも種々指摘をうけた経験はありましたが，今回の審査員メンバーからはさらに鋭い質問やコメントが飛んできました．多くの質問や指摘があり，30分はあっという間に過ぎました．審査開始から一時間後，質疑応答終了時には心地良い疲労感を感じていました．審

査が終了してY主査から呼ばれました．審査員から指摘を受けた点を手直しして，再提出するようにとのことでした．幸い再提出した学位論文はそのまま承認され，医学博士を手にすることができました．

卒業生までもが

Kさん「突然の電話失礼します．実は橋本先生が東大で学位を取ったとお聞きしたので連絡させていただきました．」

私「はい．そうですが…．何か？」

Kさん「実は私は防衛庁技術研究本部に勤務する技官です．お恥ずかしいながら東大の卒業生ですが，東大が防衛庁関係者に学位を出さないと聞いたもので…．」

私「東大の卒業生にまでそんなことをしているのですか？」

Kさん「そのようなのです．橋本先生の学位取得の経緯を教えていただけますか？」

Kさんには包み隠さず全てお話ししました．卒業生までもがそんな仕打ちを受けるとは，私は理解できませんでした．Dさんの言った，「先生は自衛隊でしょ．うち(東大医学部)は軍事研究してませんから！」を思い出しました．

メンターアドバイス

研究成果を軍事に活かすも平和に活かすも，それは応用する人(為政者)の問題だと思います．ましてや短絡的に，
　　防衛省自衛隊関係者→軍事研究(→戦争への応用)
の思考が理解できませんでした．平和な世界に対する幾多のテロの挑戦に，どう対処していくつもりでしょうか？

Ⅵ 神戸大学での総合診療

35. 防衛医官から大学准教授へ　ヘソだし女子学生
36. （1）神戸大学医学部総合診療部創成期
36. （2）外来診察室
37. 臨床教育の重要性　SP参加の医療面接
38. 新臨床研修制度について
39. 「大リーガー医」招聘
40. 妊娠出産経験と動脈硬化　あきらめない論文投稿

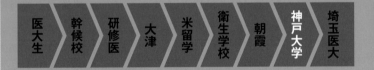

35 防衛医官から大学准教授へ
―ヘソだし女子学生

神戸大学総合診療部

　2000年初春，ひと悶着あった東大での学位も無事取得し，朝霞駐屯地医官として勤務していた頃です．神戸大学で「総合診療」を創るため，人材を捜しているとの情報が入りました．防衛庁内で総合診療創設を考えていた私には縁の無い話と考え，最初に話があった際は丁重にお断りしました．神戸大学の件は記憶から遠のいていた数か月後，人を介してもう一度お話がありました．神戸大学は振り分けではない本格的な総合診療を創る意思があることが分かりました．防衛庁内で総合診療創設が難しければ，神戸大学で創ることも選択肢として考えて良いのではと思ったのはこの時です．すでに防衛庁内での義務年限(防衛医大卒業後9年間は防衛庁内施設で勤務する義務)を果たしていたため，防衛庁退職に後ろめたい気持ちはありませんでした．神戸大学総合診療部教官募集に履歴書と業績を送りました．

　2000年6月ストックホルムで国際動脈硬化学会があり，研究成果発表のため出席していました．その間留守中の自宅に神戸大学から連絡がありました．ストックホルムから週末金曜日に帰宅したところ，翌週の月曜日に神戸大学まで面接に来てほしいとの連絡でした．朝霞駐屯地の上司に連絡し，月曜日を休暇延長してもらい神戸大学へ向かいました．その際お目にかかり私に働きかけくれた人が前田盛先生(当時医学科長)です．面接後，学内から秋田総合診療部長が就任し，私が助教授兼副部長として決まったとの通知を受けました．医務室の一医官が神戸大学での助教授就任に，朝霞駐屯地や東大老年病科の同僚は大変喜んでくれました．東京中心で関東近辺の勤務が長かった私には，関西で上手くやっていけるか考える余裕もなく箱根の山を越えて，2000年10月神戸の地にやって参りました．

Ⅵ 神戸大学での総合診療

単身赴任？

　私本人は自分の仕事のため引っ越しするのは良いのですが，家族はさぞ困惑したと思います．家内は私が神戸に単身赴任すると考えていたようです．家内は都心のクリニックで勤務していましたし，長男は小学生，長女は幼稚園生でした．生活の場を東京から変えたくなかったと思います．しかし単身赴任の選択肢は当初から私の中ではありませんでした．子供達がまだ小さいこともあり，父親は物理的にも子供達と一緒の時間を共有すべきと考えていました．そのため「家族は原則一緒に生活すべき」の原理原則を家内に押し付け，協議らしい協議をすることも無く，家族全員を根こそぎ神戸に連れて来ることとしました．

家捜し

　神戸で生活するための新居が必要となりました．居住地の選択には神戸出身の吉栖正生先生(当時東大老年病科講師，現広島大学医学部教授)にご助言いただきました．
吉栖先生「先生は関西に親戚や知人がいますか？」
私「残念ながら一人もいません．」
吉栖先生「じゃ親戚が東京から来ることも考えて新大阪から神戸の間が良いですね．」
私「そうですか？」
吉栖先生「そうです．神戸大学に通勤圏で考えるなら東灘区か芦屋が良いですよ．」
　貴重なアドバイスでした．賃貸住宅もあたってみましたが，月々の家賃はかなりかかり，一戸建てでのローン返済とあまり差が無いことが分かりました．私が38歳だったこともあり，この際神戸に一戸建てを買おう決心しました．いつ購入するか当てのない家取得の夢のため，財形貯蓄を研修医の頃から低額で積み立てていましたが，この時大変有効だったことを思い出します．

下見

　2000年7月神戸での住居を決めるため下見に来た際，私と家内は神戸の景観に魅了されました．景色と日当たりを優先し，東灘区を中心に不動産会社の方に物件を紹介してもらいました．早朝東京を出発し，午前中から御影や住吉を見て回りましたが中々思うような物件には巡り合いませんでした．疲れ果てて，午後4時頃阪急御影駅近くの紅茶屋さんで紅茶を飲んだ時です．

家内「なかなか思うような物件は無いわね．」
私「どうしよう，今日はこのまま東京に帰る？」
　紅茶をすすったせいか少し元気が出たようで，
家内「もう一件だけ不動産にあたってからにしない．」
　この言葉が無かったら現在の家には住んでいなかったはずです．紅茶を飲んだ後，別の不動産の戸を叩き，物件を紹介してもらいました．数か所回りましたが，やはり思うような物件はありませんでした．意気消沈している私たちに，
担当者「まださら地で，近いうちに着工する予定の物件もありますが….」
私と家内「是非見せて下さい．」
　東灘区のこの物件は神戸薬科大学と甲南女子大学の間に位置し，見晴がとても良かったのです．見学したのは土地のみのさら地でしたが，われわれの希望に最も近く，その場でこの物件を押さえてもらいました．この家が現在の家屋となりました．大きな買い物となりましたが，決心までにかかった時間はたった数時間でした．

手を出さないで！

　神戸大学総合診療部ができて，医員には岩井愛雄先生，宮本宣友先生，清水政克先生，秘書として山元志穂子さんが参画下さいました．その際彼らから言われたことです．
医員の先生方「先生，学生には絶対手を出さないで下さい．」
私「そんな人間じゃないよ．女子学生に手なんか出さないよ．」

VI 神戸大学での総合診療

医員の先生方「そうじゃなくて，学生が授業中居眠りをしていたりした際に，決して暴力で起したりしないで下さい．」
私「どうして？」
医員の先生方「だって先生は防衛医大の卒業ですから，暴力を振るったなどと学生から文句が出れば,恰好のフォーカスネタになってしまうじゃないですか．」
私「なるほど．分かった．絶対に手は出さない．」
と約束させられました．

　その後学生の授業で経験したことのない体験をしました．最前列で授業を聞いていた女学生が休憩の時間で伸びをしました．その時です．何とその女子学生のへそが丸見えだったのです．自分のへそが出ていることにその女子学生はなんのためらいもなかったのです．私は驚き，本当に心臓が口から飛び出る(多少誇張あり)のではないかとの衝撃を受けました．男子高校，男子大学，防衛庁内での勤務だったため，世間の女性の服装に疎かったのだと思います．女性のへそ出しルックはメディアの世界ではあっても，学生がその装いをするとは毛頭思っていませんでした．随分と違った世界へ足を踏み入れました．

神戸大学に総合診療部新設

- お断りの連絡 → 再度依頼

- 国際動脈硬化学会出張中に電話
  スウェーデン　ストックホルム　6月2000年

- 帰国後面接に招聘　2名からの出発
  何から何まで初めて

- へそだし学生
- 優秀な秘書の獲得

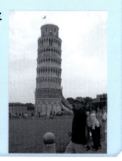

36　(1) 神戸大学医学部総合診療部の創成期

　神戸大学医学部の総合診療部は院内措置として平成10年10月に設置されました．内科および外科から総合診療部外来に医師が派遣され，主に臓器別専門科への振り分け業務を行っていました．平成12年に総合診療部が独立し秋田教授と私が着任しました．一般診療では内科が基本診療であるとのコンセプトから，一般内科型の総合診療部を目指しました．患者を中心にした診療に心がけ，総合診療部自体での継続診療を行い，臓器専門科の診療が必要とあれば，正しく方向付けをしたうえでのコンサルトを行いました．平成14年3月からは金澤，前川の2名の助手(現在は助教の呼称)の先生が着任されました．以前は各診療科から支援をいただいていた外来診療も，平成14年4月より，総合診療部専属のメンバーで行えるようになりました．

　総合診療部での診療は予診の制度は採用せず，担当医師が最初から医療面接(今までの問診とは異なり，単なる病気に対する情報収集ではなく，良好な医師患者関係の樹立をも目指した医療行為)を行い，身体診察を行っています．患者の問題点は，総合診療部で解決できることが多いのが現実ですが，必要と判断すれば，臓器別診療科へ紹介しています．また，入院の必要があると判断した場合には，担当臓器別診療科と相談の上，入院の依頼を行っていましたが，被災の影響で平成15年新病棟が予定より数年早く完成し，入院病床19床で病棟運営も行いました．研修医の先生方の研修体制が整い，多臓器疾患の患者や卒前・卒後研修において教育的な患者を積極的に受け入れました．臓器機能別診療および総合診療が車の両輪として機能し，真に患者のための医療になると確信しています．

VI 神戸大学での総合診療

うちじゃない！

　当初2名の教官のみだったため，私が外来，入院，医局雑務すべての実務を担当しました．総合診療部運営が少しずつ軌道に乗り，入院患者の診療も行うようになった際，救急室でのエピソードです．76歳女性．長期に渡り関節リウマチを患い，高血圧，脂質異常症があり心不全症状もある患者でした．10日程前から呼吸困難感があり，軽度の発熱も伴っていました．症状が軽快せず，呼吸困難感が増悪するため救急受診されました．患者は大学内の診療科としては，免疫内科，循環器科，呼吸器内科に受診していましたので，それぞれの担当医が救急室に呼ばれていました．

免疫内科医師「関節リウマチは外来で加療していますが，今回の症状はリウマチの悪化ではないのでうちではないです．」
循環器医師「心不全はありますが，今回の症状はうちではないです．」
呼吸器医師「肺炎や間質性肺炎も考えられますが，基礎疾患にリウマチがあり心不全の悪化も考えられるのでうちではないです．」

　3診療科がそれぞれ「うちではない」と言い出しました．高齢者で症状悪化があるため救急担当医は入院加療が必要と判断し私が呼び出されました．救急室に到着した際耳にしたのが上記の会話でした．

私「高齢で基礎疾患にリウマチがあり，発熱もありそうですし感染も考えられます．同時に心不全の増悪や間質性肺炎の可能性もあるのではないでしょうか？総合診療部で入院していただこうと思いますので，(臓器別)先生方にはうち(の担当の疾患のせいで症状が悪化している)かもしれないと思って助言いただけませんか？」

　入院は総合診療部で実施することを前提に，米国で普通に行っていた他科コンサルテーションを目の前の3人からの助言を求めたのです．

免疫内科医師「関節リウマチは DMARDs で加療しています．通常の肺炎と間質性肺炎や TB も考えるべきです．」
私「有難うございます．」
循環器医師「心不全の評価はすぐ心エコーで評価してみます．」
私「お願いします．」
呼吸器医師「肺炎，間質性肺炎の鑑別も考えて CT を実施し，過去のものと比べてみます．」
私「助かります．」

メンターアドバイス

　上記患者が臓器別診療科で分けられてしまうと，複数臓器に及ぶ病気の場合単診療科での治療では十分な加療を望むことは困難です．臓器別専門医の先生方はそのことをすでに気付いているため「うちではない」と発言されたと察しています．ところが総合診療部で入院させると決まると，何と多くの助言がいただけるか驚きました．われわれはジェネラリストで患者の全身を診ることに長けています．臓器別専門医の先生は臓器やある特定の疾患を専門に診療されています．両者が有機的に情報交換を行いながら診療を行うことがいかに有効かわかっていただけると思います．「わからないことはわかる人に聞く」姿勢を持って患者の加療に当たって行くうちに，院内他科から患者のコンサルテーション数はアッと言う間に増えました．テレビや映画で見た忙しいビジネスマンが電話3本を同時に使いこなしているシーンを自分ですることになるとは夢にも思っていませんでした．

大学での卒後医学教育の問題点

- 医師一生涯で一人診るか診ないかの特殊な疾患が多い
- 普通にある疾患を診る機会が少ない
- 全人的診療の訓練がなされていない
- 臨床的思考の訓練がなされていない
- 外来診療の訓練がなされていない
- 一般診療を専門とする医師の所属部署がない

総合診療とは

- 患者に対し臓器による選択をしない
- 適切な時点で専門医の意見を得る（または紹介する）
- 患者の心理・社会的背景を考慮
- 予防医学
- 福祉とも連携

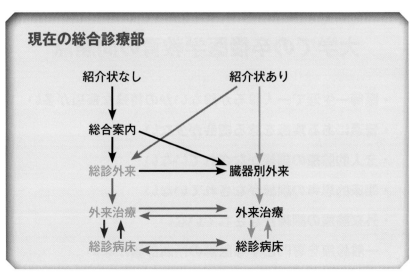

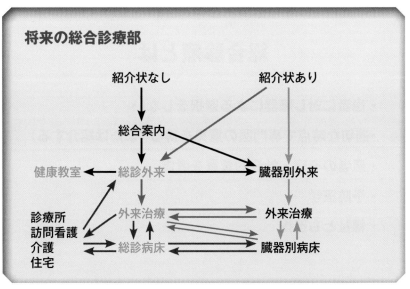

36 （2）神戸大学総合診療部－外来診察室の紹介

私「こんな倉庫みたいな所でよく診察ができますね.」
T看護師長「そらせんせえ，ここはほんまに整外外来のレントゲン倉庫を改造してつくったんですわ.」

　私が神戸大学に着任早々，当時の総合診療部外来師長Tさんとのやりとりです．耳新しい関西弁と診察室の実態に驚いた記憶があります．環境が悪く，高温多湿．扇風機で空気を攪拌しても焼け石に水のごとく．T師長のアトピー性皮膚炎悪化は劣悪な職場環境によるものと誰の目にも明らかでした．T師長のアトピー性皮膚炎が少しでも良くなる診察室．患者だったらこんな場所で医師に診察されたいと誰もが思うような診察室．国立大学の病院にこんな素晴らしい外来診察室があったのか，と言われるような診察室．そんな診察室を私は作りたい(宮澤賢治ではありませんが…)．と神戸大学に着任して真剣に考えました．私が神戸大学に赴任した平成12年当時は神戸大学医学部附属病院の建て替え時期に当たり(震災のため数年早まったそうです)，院内各部署の改装も同時に行われていました．総合診療部外来診察室は，旧整形外科外来X線フィルム保管庫を改装し，2つの診察室で診療を行っていました．他科からの応援医師，秋田教授と私がその診察室で診療を行っていました．

　「新病棟が完成すると眼科，整形外科外来が新病棟1階に移動し，そのあとに総合診療部外来ができる予定ですので，診察室の部屋数や間取りの取り方，外来で必要な診療器具，その他諸々をリストアップしておいてください．だけどその前に，今の診察室は新病棟の搬送シャフトが通る所なので，一時的に退いてもらいますけどね．」
と管理課の方々から説明がありました．

診察室とはデザインや仕様などは医者が希望を一通り述べれば，後はその道のプロがすべてやってくれると思っていましたが，それは妄想であったことにすぐ気付かされました．どのような診察室ができあがるかは，かなりの部分でわれわれが事細かに指示しないと実現しないことを思い知りました．

私「一時的に退いてもらいますけどとは，何時から何時頃までですか？」
管理課担当者「えーと，来年(平成13年10月)から眼科，整形外科外来が新病棟1階に移動するまでの間やから,,,約1年と半年弱ですわ．」
私「その間はどこで診察させていただけますか？」
管理課担当者「？」

　内科外来診察室も診察室増加のため改修工事を行う必要があり使用不可．我々は外来診療をどこで行ったらよいか途方に暮れていました．幸いK整形外科教授のご配慮で，外来診療棟2階理学療法部(リハビリ)の言語治療室が拝借可能となりました．内部を改装し診察室として使うことになり，再び"仮の住まい"診察室が平成13年10月に出来上がり，引っ越ししました．2度目の仮の住まい診察室でしたが，X線フィルム保管庫改装診察室より随分広いものが出来上がり，しばらくの間はBSL(臨床実習)の学生が陪席してもそれほど狭くない広さが確保できました．平成14年3月には総合診療部に助手（現在は助教と呼ばれます）2名が着任され，他科医師の応援を頂かなくても自分達で外来診療が可能になりました．

　理想的な家を持つには2度別々の家に住んでみて，3度目に建てる注文住宅が良いと不動産業者の方から聞いたことがあります．幸か不幸か我々は2度の仮の住まい診察室の経験から，理想的な診察室はどのようにしたら良いかを経験的に学ぶことができました．患者のプライバシーが保てるようにと完全個室の診察室を目指しました．図面での作業は頭の中でのイメージが立体的に浮かんでこないため，2年余に渡り学会や出張を利用し，国内外多数の近代的病院の外来診察室を見学してきました．

国内では山王病院,亀田病院,聖路加国際病院,東京大学医学部附属病院,京都大学医学部附属病院,国外ではStanford University, University of Pittsburgh Medical Center 等々の外来を見学し構造図面も入手しました.見学個所は優に20を越えたと思います.訪問の度メジャーを持参し,診察室の広さがどの位あったら圧迫感が無いか.ドアの位置と開く向き,またカーテンの位置はどこが最も患者が安心できるか.手洗いは各診察室に必要であろう.コンピュータ端末は患者と一緒に見られるように配置しよう.医療面接の概念から,医師—患者の椅子の配置は90度法を実現できるようにしよう.水周り,配電,照明その他諸々時間をかけては見学した結果を管理課やその他の多くの方々と話し合いました.

「金はいくらかかってもよいから,立派な診察室を作りなさい.」と中村前病院長は言って下さいました.この言葉がどれほど嬉しかったか….この場を借りて感謝申し上げます.

待望の新診察室は平成15年3月末に完成し,3月28日に再び引っ越し,3月31日より快適に診療を行っています.学生の外来教育にも重点を置き,5診察室体制に拡充整備されました.日本の外来診察室では見かけない耳鏡,眼底鏡も装備しました.外来診療棟1階入り口,病院の正面玄関に総合診療部は位置するわけで,病院の看板になるものと自負しております.

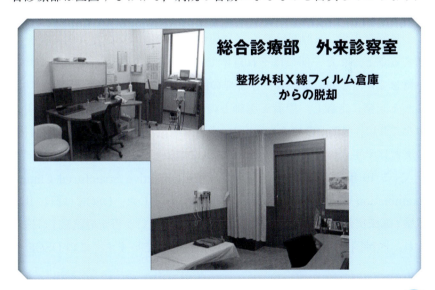

総合診療部　外来診察室

整形外科X線フィルム倉庫からの脱却

37　臨床教育の重要性－SP参加の医療面接

　医者に診てもらう際に不愉快な思いをされたことはないでしょうか？例えば挨拶もろくにできない医者と遭遇したり，自分の症状を話したいのに，あたかも「取り調べ」をされているように話しをされたことはありませんか？言いたい事の半分も言えなかったり，気安く質問ができる雰囲気ではないといったことは，日常茶飯事ではないでしょうか？この傾向は特に大学病院など，大きな病院の外来診療で多いように思います．どうもこの種の問題や患者の不満はもとをたどれば医学生の教育に原因があるようです．

問診から医療面接へ

　「問診」という言葉を聞いたことがあると思います．問診は主として医師が診察の上で必要な情報を患者から聞き取ることであります．一方最近になり「医療面接」という聞き慣れない言葉が登場してきました．医療面接には問診での必要項目は当然含まれますが，患者を全人的に理解し，良好な患者-医師関係ならびに患者の家族とも良好な人間関係を確立すること，また一部にはそれ自体で治療効果も報告されているより広い概念です．しかしながら，今までの医学教育では，「医療面接」を「問診」と同格に定義し，患者と医師とのやりとりは，ともすると父権主義のなごりの「尋問」の如くに行われ,十分な医療技術としての「医療面接」の実習は学生には行われて来ませんでした．

　ここ10年医学教育の中にOSCE(Objective Structured Clinical Examination 客観的臨床能力試験)が導入されました．OSCEは既に共用試験(臨床実習前の学生が臨床実習に入っても良いか否かの試験)に採用され，医師国家試験にも課されるものと耳にしています．このOSCEが

VI　神戸大学での総合診療

医学教育の中に取り入れられ，OSCEを用いての医療面接が行われています．実際には医学生が医療面接を行う際に，患者への挨拶をしたか，自己紹介をしたか，患者が話しをしやすいように頷きや相槌を使えたか，患者が何を望んでいるかをとらえたか等々の細かい項目が教官により評価されます．自動車の運転で言えばまさに教習所での基礎運転訓練と考えていただければ分かりやすいと存じます．このOSCEにより学生に行動変容が芽生えつつありますが，OSCEのみの医学教育では，単に「試験にのみ備える」といった一時的なものに陥りやすく，経時的，持続的な学習効果は得られ難いのが現状です．

そこでわれわれは標準模擬患者としてSP(Simulated or Standardized Patient)という方の参加をいただき実習を行うことを計画しました．何とかしてこのSPさんに定期的にBSL(Bedside learning　臨床実習)期間中に学生教育に参加していただき，医療面接をより実践的かつ実りのあるものにしたいと考え，岡山SP研究会より複数のSPに学生教育の現場に来ていただくこととしました．この実習では現病歴の十分な傾聴と良き医師患者関係の構築に重点が置かれます．学生一人一人に対し，それぞれ違った主訴のSPが患者役となり実習を行っています．模範となり難いかも知れませんが，私自身の医療面接も学生に提示し，学生ならびにSPから評価を受ける実習をしています．

メンターアドバイス

　これから教育を受ける学生が卒業して一線の医師として働くには，まだまだ年限がかかりますが，SP参加の医療面接を実施してからは教官の態度も変わってきていると実感しております．いつの日か患者を叱咤する医師のいなくなること，患者が安心して受診ができる医師の数を一人でも増やしたいと考えています．

38 新臨床研修制度について

　いよいよ待ちに待った「卒後臨床研修」の必修化が2004年度より始まりました．それまでは2年の卒後研修はあくまでも「努力目標」でしたが，ようやく必修化され義務となりました．この2年間の卒後臨床研修を終了し厚生労働省に登録することで，臨床現場での職務に就くことが可能となります．私は新制度の前後にわたり神戸大学医学部卒後臨床研修センターの副センター長として併任勤務する機会に恵まれました．新制度の導入に伴う制度改革は予想されましたが，何よりわれわれの意識改革が必要となりました．主たる意識改革は以下の3点と思います．

- 研修医は奴隷でなく被教育者である．
- 研修医は労働者であり，労働に見合う賃金は支払われるべきである．
- 研修医は将来どの診療科に進んでも，基本となるプライマリ・ケアに関する研修を行うべきである．

　上記は現在では当たり前のことですが，卒後臨床研修必修化前には当たり前でなかったのです．医師の研修は卒前・卒後にわたり行われるため，卒後臨床研修の必修化に伴い，卒前の医学教育にも大きな変化が伴っています．今回は共用試験と卒後臨床研修に関してお話させていただきたいと存じます．

共用試験

　一般に日本の大学医学部，医科大学では1，2年が教養，3，4年が基礎医学，5，6年が臨床医学教育にあてられます．医学知識を身に付けた上で臨床実習を行うという理屈の上では誠にもっともなシステムです．

VI 神戸大学での総合診療

　今までは臨床実習に出向く医学生が十分な知識，技能，態度を持っているか否かは問われないままに実習が行われてきました．しかしながら，医学生の能力が，知識，技能，態度ともに十分担保された状態で臨床実習が行われるべきであり，その資格認定のために共用試験が導入されました．本格導入は平成17年度から始まりましたが，その試行としてすでに共用試験OSCE (Objective Structured Clinical Examination: 客観的臨床能力試験) トライアルはその4年前から実施されていました．

　共用試験とは臨床実習を行う学生に対し，知識の評価にはCBT(Computer Based Test)を，診察技能・態度の評価にはOSCEを用います．ほとんどの大学医学部，医科大学では4年から5年の学生が対象となります．CBTではコンピュータ画面に提示される試験問題にマウスで正解をクリックする方式が採用されています．プールされた問題の中から出題され，隣で受験している人とは違った問題が出題されます．医学的基礎知識を問う問題が主体です．電子媒体を使いますので採点，統計が瞬時に行われます．大学間での学生の出来，不出来がすぐにわかってしまいます．結果はデジタルデータのため，各種統計にも使用可能となります．それゆえ学生の試験の出来ばえが教官の給料に関係するとなれば，教育に対する教官の熱意も変わってくるかもしれません．

　診察技能・態度の評価にはOSCEを用います．基準6ステーションとして「医療面接」，「頭頸部診察」，「胸部診察(脈拍・血圧測定を含む)」，「腹部診察」，「神経系診察」，「外科系手技(救命処置を含む)」の6つを実習し，同時に客観的に評価を行うシステムです．このOSCEは将来の医師国家試験の採用が検討されています．共用試験OSCEトライアルから学内の教官ならびに学外の教官が評価者として入っていました．その後評価者の資格講習会も定期的に実施され，資格を持った学内外の教官が評価者として学生の評価を行っています．2014年12月では，共用試験CBTならびにOSCEの実施，学生の評価(進級の合否の決定)は各大学に任せ

られています．この両者の試験に合格した医学生を「Student Doctor」と称し，臨床実習に入ることが許可されることとなりました．

卒後臨床研修

「卒後臨床研修」の必修化はよりプライマリ・ケアを重視した研修になりました．神戸大学では基本研修科目として内科6か月，外科・救急部門6か月，必修科目として産婦人科，小児科各2か月，精神神経科，地域医療各1か月の6か月，選択研修科目として6か月の計2年の形態(その後厚労省からの指示で変更あり)としました．防衛医大では設立の当初よりプライマリ・ケアを重視した独特なスーパーローテイト方式の初任実務研修が行われていました．今回の卒後臨床研修必修化は，言うなれば防衛医大の研修システムを全国的に展開した感があります．従来は多くの医学生は卒業大学に残り，希望する診療科医局に就職する形で研修医となりました．すなわち研修医になった時点で将来の専門診療科が決まっていました．卒後臨床研修必修化になり大きく変わった点は，卒業した大学に残る医学生が減ったことと，2年間は将来どの診療科にすすんでもプライマリ・ケアを重視した研修を行うことです．医学生の研修病院選択方法も変わりました．各大学病院や厚労省指定臨床研修病院は独自の研修プログラムを研修希望者に提示し，研修希望者は自身の希望をランク付けし，各病院側も採用したい研修希望者に対し順位付けを行います．双方が第三者機関にその順位を提出し，コンピュータによるマッチングが行われています．アメリカでのNRMPといったコンピュータによるマッチングシステムと同等です．研修開始のおよそ半年前にマッチングが公表されました．日本では何しろ最初の経験でしたので，コンピュータによるマッチングは研修希望者ならびに採用側の双方に不安と混乱を与えていましたが，蓋を開けると何の混乱もなく実施されました．

初年度は大学病院でのマッチ率が予想を遥かに下回る(大学病院での臨床研修希望者が少ない)結果となりました．幸い神戸大学はマッチ率100％で，他の国立大学で100％マッチしたところは東大，北大，鹿児島大のみにとどまりました．

研修医が研修を行う際の評価にも特徴があり，EPOCという電子媒体を用い，研修医と指導医がそれぞれを相互に評価しあう方式が採用されました．

1年後

　新「卒後臨床研修」が始まり，1年が経過しました．神戸大学病院において改善された具体的な点をお示ししたいと存じます．

・研修医の診療行為

　「研修医はすでに医師国家試験を合格しているのだから，診療行為は何でも行える．」と思っている国民は多いと思います．確かに今までは研修医の診療行為に関して明確な取り決めがないままでした．熟練や経験が必要な診察・検査手技は多々あります．また米国に見られるように多くの訴訟問題が日常茶飯事となり，「危ない」診察や検査を研修医には任せられないといった，病院側の切実な現実(敗訴すれば多額の賠償金が必要)があります．新研修制度になり，研修医は被教育者であるとの認識から，研修医が単独で行ってよい処置・処方の基準が示されるようになりました．例えば診察に関しましては以下の如くです．

研修医が単独で行ってよいこと

A．全身の視診，打診，触診
B．簡単な器具（聴診器，打腱器，血圧計などを用いる全身の診察）
C．直腸診
D．耳鏡，鼻鏡，検眼鏡による診察

　診察に際しては，組織を損傷しないように十分に注意する必要がある

研修医が単独で行ってはいけないこと

A．　　内診

　同様に，末梢の点滴ルート確保はよいが，中心静脈確保は単独では行っていけないなど，細かな手技や処方に関して，具体的に規定されるようになりました．

・カンファレンスの開始時間

　従来診療科のカンファレンスは，夜間から深夜に及ぶものとの定評がありました．しかし，新研修制度下の研修医達は「診療科の都合で開始時間が夜では延々とカンファレンスが長引き困る．勤務時間内でお願いしたい．」全く正当な意見を堂々と述べられます．それゆえ，卒後臨床研修センターからは可能でれば各診療科で行うカンファレンスをできるだけ日中の勤務時間に行って欲しい旨の通達を行いました．その後多くの診科で変更がなされました．めでたし．めでたし．

・労働時間と副直回数

　研修医は労働者との認識から，労働基準法に則り週40時間の労働時間だそうです．副直回数は週1回，月4回程度と決められました．こんな新入社員は日本のどこにもいないと思います．新制度前までの研修医が3-4日に1回の副直があたりまえだったことと比べますと，研修が不十分になることは否めない現実です．ちなみに米国の研修医の労働時間は，週80時間までと上限が決められています．この辺りの就労時間が日本でも現実的と思います．しかし，日本の現時点の研修医は何しろ「労働者」だそうですので，これ以上の議論は難しそうです．

・研修医勉強会

　診療科ごとにローテイトを受ける研修医にとって，年間を通じての勉強会が必要と思い企画提案しました．各診療科病棟医長に会の賛否，開始曜日，開始時間のアンケートを実施しました．神戸大学では毎金曜日午後6時30分より1時間を研修医勉強会と決定し実施しています（その後変更あり）．勉強会では学内の教官に研修医が知っておくべき事柄を30分程度の講義でお願いしています．病院からの経費で軽食も準備いただくことができました．

VI 神戸大学での総合診療

・人員の配置

「夜間に患者が急変した際に，緊急に必要な薬剤を取りにいくのはいいんですが，前から痛かった腰痛のために深夜薬剤部に湿布をとりに行くことに研修の意味があるんですか？」と全くおおせの通りの疑問（文句？）が，研修医より発せられました．親切な卒後臨床研修センターは院長とかけあい，夕方5時から11時まで院内で薬剤，検体，X線などを運ぶ，パートの勤務者3名を採用．研修医の労働条件向上に一役買っています．

・地域医療

新研修制度では2年目の研修医に対し，「地域保健・医療」が約1か月必修です．他大学の多くのプログラムではこの期間を「保健所」での研修にあてています．神戸大学では地域医療の原点は「開業されている診療所での研修である．」との認識から，神戸市医師会と話し合い，この期間を神戸市医師会所属の病院，開業医の先生の所へ研修医を派遣することに決めました．2年目の研修医数名が地域で開業医されている先生の下に出向き，ご指導いただいています．今の所，研修医ならびに受け入れ先の先生方の双方からポジティブなフィードバックをいただいています．その後は但馬，丹波といった人口過疎地の病院で，往診を含めた研修を行えるよう研修施設を追加しています．

・オリエンテーション

例年は新採用研修医のみのオリエンテーションを行っていましたが，新制度導入年度から研修医のみならず，新採用の看護師，事務員合同に実施しました．カルテの保管方法や接遇に関して，同じ病院職員としての認識が広がればと思っています．IPW(interprofessional work)の一つです．

39 「大リーガー」医招聘と兵庫県からの寄付講座 －プライマリ・ケア医学

　私がかかわってきた文部科学省から財政支援の決定した「全人的医療」と，兵庫県からの寄附講座に関しましてお話したいと存じます．

全人的医療・大リーガー医
　医師側が考える診療は「病気を最先端の医療で治療すること」cure（キュア）であり，患者側の希望は必ずしも病気を治してもらうことでなく「症状の緩和や社会生活への復帰」care（ケア）であることが多いと考えます．本来同一の目的を達成すべき医師・患者およびその家族は，スタートラインから，病気に対する考え方の違いが生じています．極端な例は，
「手術は成功しましたが，残念ながら患者様はお亡くなりになりました．」
といった例が，医療者からはあたかも医療者側の失敗ではないかのごとく伝えられることがあります．また，
「非常に難しい手術で困難に困難を極めましたが無事手術は成功しました．しかし長時間わたる手術と麻酔の影響で，患者は二度と病床からは起き上がれません．」
といったことも，医者側と患者側で医療というものに対する思いに，大きな違いがあると思います．

　このような医療を提供する側と受ける側のギャップは，両者のコミュニケーション不足による所が大きいと思います．医者の研修において，いわゆる全人的医療や common disease（よくみられる病気）の研修の場や，教育人材が不足していました．われわれは「総合病床での専門医養成への試み」をあげ，幸い文部科学省平成１７年度地域医療等社会的ニーズに対応した医療人教育支援プログラムで採択されました．正式には「総合病床でのクリニシャンエデュケータ養成―大学病院における卒後臨床研修改革と新たな専門医養成への試み―」という長いネーミングです．

VI 神戸大学での総合診療

医療に対する社会的ニーズに応えるべく，全人的医療を実現できる医師を養成する新しい取組であります．このプログラムにおいては，全人的医療ならびにチーム医療の実践さらには common disease（よくみられる病気），救急疾患の診療ならびに教育を目的に，われわれ総合診療部が運営する総合病床を，今までにない新しい診療と教育システムの構築の場として機能させることを計画しました．初期研修として幅広い内科系疾患の診療の場を新たに提供し，後期研修としては，米国から招聘するクリニシャンエデュケータ（臨床医・教師）"大リーガー医"の指導の下，内科専門医かつクリニシャンエデュケータを米国式教育法にて養成する場として機能させたいと考えました．日本の医療の現場ではかなりの雑用が研修医に集中する現実から，病棟クラーク(医師の事務処理一般をサポートする人)，病棟補助員(看護処置の介助，カルテ，物品や薬品その他もろもろの運搬)をそれぞれ採用しました．

クリニシャンエデュケータである"大リーガー医"は，本場米国から一般内科または家庭医療学専門医から採用しました．主として病棟における患者の診療に対し，前期・後期研修医に助言を頂いています．プロジェクトの最初にはいわゆる"大リーガー医"にふさわしい人格識見の備わった，かつ中長期神戸に滞在できる一名の先生を探しました．しかしそのような先生を探すのは困難で，結局 1-2 週間程度滞在可能で，英語を話す複数の外国人医師に来ていただいています．受け入れ前，総合診療部教官や職員の間に不安もありましたが，一度受け入れが開始されると言葉の問題は大きな支障にはならないことが分かりました．学生や研修医は"大リーガー医"と，おのおののレベルの英語で十分にコミュニケートしています．

防衛医大の総合臨床創設にご尽力された高谷名誉教授が，米国から帰国した私にお尋ねくださったことがあります．
高谷先生「どうやって防衛医大に総合臨床を作っていったらよいだろうか？」
私「米国にお手本がありますから，アメリカから教官を呼び寄せたらいかがですか．」

とお答えしたことがあります．その時高谷先生は，
「そりゃ君，アメリカ人を大学の教官に呼ぶなんて，とうてい無理だよ．」
とおっしゃいました．防衛医大のような国立大学では外国人教官ましてや臨床医の招聘は制度上困難だったのだと思います．現在文部科学省の国立大学は独立法人化され，無理が無理でない時代になりました．

・兵庫県からの寄附講座

　この講座は神戸大学大学院医学系研究科に対し，平成17より兵庫県から寄附講座として開設されました．開設当初は石田准教授，見坂助教の2名でスタートしました．平成21年から私が教授を拝命し，その責任者となり現在に至っています．兵庫県は県域が広く，山間，離島での医療の確保に多くの問題を抱えています．人口過疎地の医療に関する教育システムや医療情報システムの研究開発，地域特異的疾病等の原因の究明と，その解決のための指針づくりが必要とされます．またそうした研究の成果を医学生や研修医，地域の医療関係者に普及することが必要であります．総合診療部としてもこの寄附講座とともに，地域医療にかかわってきました．既に地域医療実習の研修先として多くの学生・研修医の派遣を行っています．

　実際私が1-2週に1ないし2日，公立豊岡病院総合診療科と県立柏原病院内科に出向き外来診療を行っています．そこでは研修医とともに初診患者に対して患者が記載する「問診票」を基に，鑑別疾患，見落としてはいけ疾患を事前に協議します．その上で研修医に患者を診察してもらい，診察所見や検査，処方を討論しています．米国で行われている外来でのチューター教育を私なりに改良した形で行っています．また，テーマは研修医に任せ，コモンディジーズや生活習慣病に関する勉強会を定期的に開催しています．

メンターアドバイス

　全人的医療・大リーガー医と寄附講座はそれぞれ文科省，兵庫県によって財政支援を受けています．このような教育システム作成に国や行政が大きな支援をすることは，取りも直さずわが国で全人医療を提供できる医師が必要とされているからです．総合診療専門医を希望する医師のみならず，患者やその家族と十分なコミュニケーションがとれ全人的医療を提供できる医師を一人でも多く輩出したいと切望しています．

Note

40 妊娠出産経験と動脈硬化
－あきらめない論文投稿

　「ヒトは血管とともに老いる．」といわれています．日本を含む先進国では高血圧，糖尿病，脂質異常症，喫煙習慣などの生活習慣病と密接に関係した動脈硬化性疾患が増えています．心筋梗塞を含む虚血性心疾患，脳梗塞や脳出血などを惹起する脳動脈硬化症，また下肢の閉塞性動脈硬化症といった病気が増えてきました．これらの病気がやっかいなことは，その病気になってしまってから治すことはとても困難なことです．現代の医療では，これらの病気の発症に「危険因子」が深く係っていることがわかっています．さらに，この「危険因子」を治療したり，無くすことで，病気の発生が減少することもわかっています．健康診断の大きな目的は煎じ詰めれば，

1）早期の癌
2）生活習慣病

をみつけることの2点です．今回は2)の生活習慣病が関与する動脈硬化性疾患に関して，とても興味深い研究結果を得ましたので，お話いたします．

危険因子とは？

　すでに分かっている動脈硬化になり易い病気や状態を，医学的に動脈硬化「危険因子」と呼んでいます．危険因子には，

加齢（齢をとること）
性別（男性であること）
閉経（同年齢でも閉経を迎えた女性が動脈硬化を発症しやすい）
遺伝（家族内に動脈硬化性疾患を比較的若い年齢で発症した人が多い）
高血圧

Ⅵ 神戸大学での総合診療

糖尿病
脂質異常症
肥満(特にメタボリック症候群のような内臓脂肪型肥満または"りんご"型肥満)
高尿酸血症またはそれによって関節痛症状がでる痛風
喫煙

が指摘されています．加齢，性別，閉経，遺伝といった自分ではどうしようもできないものもありますが，喫煙など今すぐ止めることができるものもあります．色々な研究から「危険因子」をたくさん持つことは，より高い確率で動脈硬化性疾患を発症することが知られています．それ故，高血圧，糖尿病，脂質異常症，痛風をお持ちの方はしっかりと治療を行うことが必要です．

　生活習慣病では，かぜをひいて熱が出る，転んで膝が痛いといったような「症状」を伴わないため，なかなか真剣に治療に取り組めないのが人情です．しかし，生活習慣病を放っておいて胸痛などの「症状」が出現した際，心筋梗塞などの原因でおこった場合にはすでに手遅れ，人によってはそれで命を落とす危険な状態を経験します．

女性は有利！緑茶は？

　以前から数多くの臨床(人間)のデータを調査してみますと，女性は男性に比べ動脈硬化性疾患の発症は少ないことがわかっています．また閉経を迎えてから動脈硬化性疾患が増えることより，女性ホルモンには人が動脈硬化になり難くする作用(抗動脈硬化作用)を有していることが予測されます．以前に報告した月経周期での血管反応性の変化も，女性ホルモン(エストラダイオール)高値の際に血管の反応性が良かったことを初めて臨床で証明したものです．その後の大規模スタディでは女性ホルモンは心血管疾患の発症に関して一次も二次もその予防効果が無いことが報告されています．ただしこの研究では対象者の年齢が高く，肥満者が多く，使用した女性ホルモン量が比較的多いなどの点が，日本での日常臨床とは違っています．しかしどう考えても女性ホルモンには抗動脈硬化

作用があると思えてなりませんでした．そこで注目したのが内因性と外因性という点です．つまり女性ホルモン補充療法のように外から与えられたものでなく，体の中で作られた女性ホルモンなら良いのではないかと考えました．

　今回私が注目したのは「女性であること」です．特に女性の特権である妊娠出産を経験することは，動脈硬化の予防になるのではないかという疑問に関して，疫学的に検討しました．と申しますのは，妊娠中には40週に満たないとは言え，胎盤より高濃度の女性ホルモンを含めた多種ホルモンが体内に放出されるからです．体内からの高濃度の女性ホルモン放出を受けた人(妊娠・出産経験者)は動脈硬化になり難いのではないかと考えました．個人的な観察ですが，同年代であれば妊娠出産経験のある女性の方が，無い女性に比べて健康的なイメージを以前より持っていました．また極めて個人的な見解ですが，法事の度に会う叔母達の観察です．一人の叔母は3人のお子さんを持ち，ふくよかでいつも笑顔で幸せそうに見えました．一方もう一人の叔母は生来独身で，痩せぎすで私を捕まえては病気の話ばかりしていました．この経験から妊娠出産を経験することは病気の予防になるかもしれないと考えた訳です．

　また，日本人は西欧の先進国に比べて動脈硬化の病気が少ないのは,「緑茶の摂取習慣があるからではないか？」とも考え，緑茶，コーヒーや紅茶などの嗜好品に関しても聞き取り調査を行いました．ある嗜好品の摂取が動脈硬化度にいかに関係しているかを調べてみました．

妊娠出産，コーヒー摂取に動脈硬化予防効果あり？
　妊娠出産経験や嗜好品の種類によって動脈硬化性疾患の発症に差があるか？を証明するためには，多くの人々から妊娠出産経験や嗜好品をお聞きし，その後の病気の発生を追跡調査するという，途方も無い長い時間と労力が必要です．この調査研究を行うと結果がでる頃には，もうわれわれはこの世にいられません．臨床的動脈硬化度の指標の一つである脈波伝播速度 Pulse wave velocity (PWV) が近年登場しました．PWVは

将来の動脈硬化性疾患を予測する臨床指標とも考えられています．きわめて簡単に申し上げますと，血管を管と見立て，音の伝わり方が速い(PWVの数値が高い)血管は動脈硬化度が高く，遅い(PWVの数値が低い)血管はしなやかな血管であるということです．PWVは年齢，身長を入力し，血圧計のようなものを両上腕と両足首に装着することで，コンピュータが勝手に音の伝わる速さを計算してくれます．さらにPWV測定は非侵襲的(痛くない，体に針など刺しません)であるため，非常に簡便に健診や日常臨床の場で用いられています．このPWVを動脈硬化度の一つの指標として，職場ならびに個人で健康診断を受けた女性2,466名に関して妊娠出産経験との関係を，男女計4,898名に関して嗜好品摂取との関係を調べてみました．PWVとしては，上腕—下肢PWV(brachial-ankle PWV)を日本コーリン社製のForm/ABIと言う名前の器機を用いて測定しました．

その結果，1回以上の出産経験者は未経験者に比べPWV低値(音の伝わり方が遅い≒動脈がよりしなやかである)であることが分かりました．また，嗜好品ではコーヒーを多く摂取される人はPWVが低値であることが認められました．年齢，高血圧，糖尿病，脂質異常症，喫煙などの危険因子を持つ人は，やはりPWVの数値が高く(音の伝わり方が速い≒動脈が硬い)でした．重回帰分析と言う統計上の手法を用い検討しても，出産経験があることと，コーヒーの摂取はPWVに対し，意味のある低下をもたらしていました．

この研究の統計解析には西村先生，杉山先生の多大なる協力をいただきました．

厳しい論文審査

妊娠出産経験者の動脈硬化度が良い結果を示したことは本当に驚きました．仮説通りの結果になったことに驚きとともに興奮しました．早速論文作成にとりかかり最初はインパクトファクターの高い一般紙をターゲットとし，ネットを使って投稿しました．残念ながら初回の投稿はエディターのもとではねられたようです．続いて次の投稿はエディターの

もとは通過し3名の査読者に回されました．結果は1名がaccept, 1名がreject, 1名がmajor revision neededで却下となりました．同様のやり取りを7ジャーナルに試みた頃です．論文が中々acceptされないためもう投稿を諦めようかと思っていた頃です．ヘリコバクター・ピロリ菌が胃潰瘍の原因であることを突き止めた西オーストラリア大学のMarshall教授が来日され神戸大学でも講演されました．その際伺ったお話です．

「最初は誰もヘリコバクター・ピロリ菌が胃潰瘍の原因とは考えてもくれなかった．」

「そもそも酸度の高い胃の中に細菌は住めない．そのため以前から見えていたヘリコバクター・ピロリ菌は雑菌か異物か何かで検査途中で混入したものだ．」

と研究者は決めつけていたそうです．以上の理由によりMarshall教授のヘリコバクター・ピロリ菌が胃潰瘍に関係しているという最初の論文投稿は相手にもされなかったというお話を伺いました．

その後Marshall教授はヘリコバクター・ピロリ菌が潰瘍と関係あるという仮説を立て，仮説を立証するため慢性胃潰瘍の患者から取り出したヘリコバクター・ピロリをシャーレで培養し自ら飲み込み胃潰瘍となったそうです．内視鏡検査で胃炎を併発したことを確認しヘリコバクター・ピロリ菌が病変部位に存在することで「コッホの原則」を全て立証することに成功したお話を伺いました．

この体験をうかがい，私は多くの教訓と勇気をもらいました．自分の仮説がデータで証明されていたのなら，いくつのジャーナルに論文を蹴られようがpublishできるまであきらめないと決心しました．幸いその後6つの出版社に投稿し，最終的には14番目のジャーナルにやっとacceptの返事を頂戴しました．

この研究では女性は妊娠出産を経験することで内因性女性ホルモンが増加し，それによって抗動脈硬化作用が得られる可能性を示しました．各種疾患に対し大量のステロイドを用いる治療法は，ステロイドのパルス療法と呼ばれています．妊娠出産は動脈硬化に対するエストロゲンの「パルス療法」ではないかと論文の中で記載しました．

VI 神戸大学での総合診療

　後日研究仲間の杏林大学永井久美子先生からご連絡をいただきました．永井先生がこの結果を目にしたのはちょうど出産直後だったそうですので，以下の言葉は体験に基づく確固たる真実だと思っています．
「妊娠出産に抗動脈硬化作用があるのは，それを経験した女性への神様からのご褒美だと思います．」

 (Hashimoto M, Miyamoto Y, Iwai C, Matsuda Y, Hiraoka E, Kanazawa K, Nishimura K, Sugiyama D, Ito K, Yamori Y, Akita H. Delivery May Affect Arterial Elasticity in Women. Circ J., 73:750-4, 2009)

メンターアドバイス

　あきらめないことから13の出版社に蹴られても論文の出版に辿り着きました．妊娠出産の経験は，女性において動脈硬化進展を遅らせる可能性があると考えられます．また，今回の対象での検討では，日本人において男女を通じてコーヒーの摂取習慣はPWVに代表される動脈硬化度を良好に保持し，動脈硬化疾患を低減する可能性が示唆されました．しかしながら今回のデータのみでコーヒーが動脈硬化進展を遅らせると考えるには症例数が少なく，他の研究が待たれます．
　「危険因子」という言い方は昔よりありましたが，妊娠出産経験などは将来動脈硬化の「予防因子」と呼ばれるべきものとなる可能性があると考えています．
　動脈硬化性疾患はその発症までには，それ相当な時間がかかります．健康診断を確実に受けていただき，生活習慣病にすでになっている方も，なっていない方も，動脈硬化性疾患を発症しないようにすることを是非お考え下さい．
　日本や先進国では少子化対策が，国家の大問題です．女性が妊娠出産を経験されることで動脈硬化予防効果を受け，出生率の改善にも寄与できればと願ってやみません．この点において私の臨床研究が少しでも役に立てたなら幸いです．

注　本文章は兵庫県健康財団「プレベ」に投稿したものを一部改変してあります．

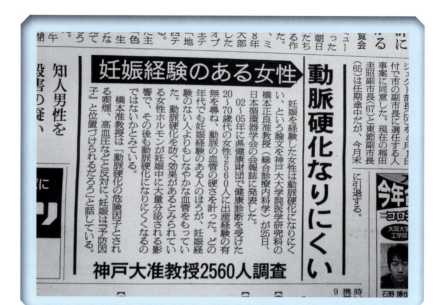

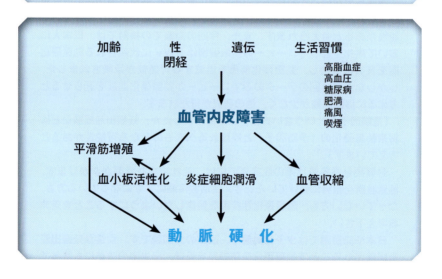

PWVは血管弾力性（しなやかさ）の指標

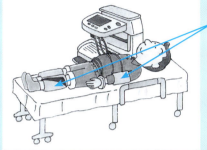

PWV：心臓からの拍動が脈波として2点間を伝わる速度

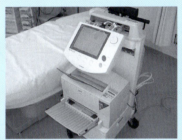

PWV値が高→血管弾性低→血管壁が硬

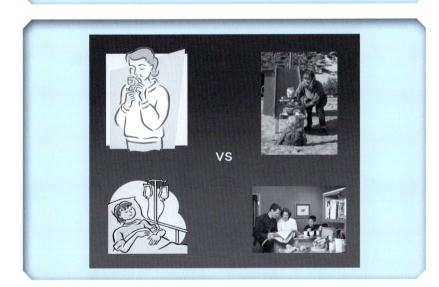

VS

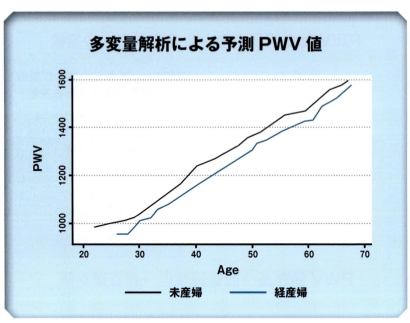

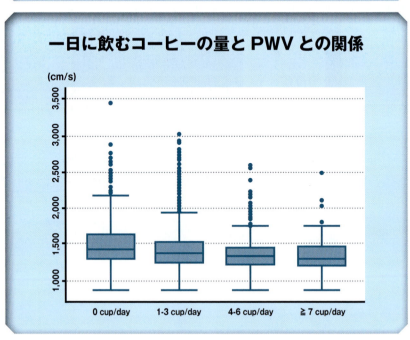

VII チャレンジし，あきらめない

41. アタック25参加に至る経緯
42. 医師を志す方々に
43. 天国と地獄
44. 理想の総合診療医とは
45. 埼玉医科大学での新たな挑戦

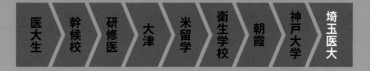

41 「アタック25」参加に至る経緯

　　　『充実のスペイン・パリ9日間の旅』を目指して，
　　　　あなたもクイズに挑戦してみませんか？
のうたい文句に誘われて，児玉清さん司会の「アタック25」というクイズ番組に出場しました．テレビの影響は大きく出演後多くの方々からお問い合わせがありました．その都度出演に至った経緯をお尋ねいただいたため，番組参加に至るまでの経緯をご紹介したいと存じます．

> **メンターアドバイス**
>
> 医学生や研修医に，どんなことでもチャレンジして欲しいことと，あきらめないことの重要性を少しでも感じ取っていただければ幸いです．

参加前

　なぜ参加したか？参加の理由をよく聞かれます．平成19年3月私の母(当時71歳)が郷里前橋市内の病院で闘病生活を強いられていました．神戸で生活している私には，頻繁に帰って会える機会が少なく，
1. 会いにいかなくても何とか入院中の母を励ましてやることは出来ないか．
2. 入院していてもテレビは観ることができる．
3. テレビのクイズ番組で私が好成績を出せれば，母も喜び病気に打ち勝つことが出来るのでは．

　およそ医者の発想とは思えない三段論法にて「アタック25」に応募しました．「アタック25」は物心付いた頃から，日曜夕方の「笑点」とともに今でも良く見ている番組です．このクイズ番組は正解するだけでなく，

パネルの取り方によって結果が大きくかわるので，クイズの正誤だけでない楽しみがあります．思い立ったが吉日，早速「アタック25」のホームページから応募しました．

予選通知

　ホームページから応募して6-8週間過ぎた6月です．自宅に予選通知が届きました．○月×日(日)午後2:00に集合可能な方は…．単純な私は「これでテレビ出演．母を元気に出来る」と思い込み，数少ない一張羅をたんすの中から引っこ抜き，指定された予選会場へ出向くこととなりました．指定された時間と場所(ABCテレビ　大阪)に出向くと50-60人はいたでしょうか．ほとんどの方はカジュアルの普段着で来られていました．

　「こんなに大人数のテレビ出演は難しそうだ．何らかの選択が行われるのだろう．」と思っているうちに，係りの方の誘導で会議室のような部屋に通され，筆記試験が行われました．試験前に調書もどきの書類に，名前や住所，得意なジャンルや，テレビ出演時の自己紹介文などを記載しました．幾分テレビ出演の気分にさせておきながら，その後に筆記試験．制限時間は14分で40問が出題されたと記憶しています．

日本史や世界史の基本問題や簡単な数学の問題
例　関が原の戦いは西暦何年　　（答え　1600年）
例　三角錐は底辺が同じ円柱の体積の何分の一でしょう？　　（答え　1/3）
もありましたが，難しい漢字の読み方
例　柳葉魚（答え　ししゃも）
　　木乃伊（答え　ミイラ）
や，時事問題やお笑い芸人の名前あて等々半数ほど出されました．
例　野球のダルビッシュ選手が結婚した相手の名前は？
　　（答え　サエコ　何とすでに離婚）
試験時間は短いものの，分からない問題はいくら考えても分からないため，14分間で十分でした．

試験が終了すると全員がそのまま席に残り、採点結果を待たされました。60人程度の中から合格された方々の受験番号が読み上げられ、20人程度が面接へと進みました。残念ながら私の受験番号が呼ばれず、初回の予選試験はこれにて終了です。医学生の試験を採点しては合格や落第を決めている毎日ですが、自分自身が試験を受ける側に廻ったのは久々です。大人になって試験の不合格を味わい、落第した学生の気分を味わいながら一張羅とともに会場を後にしました。予備試験は大阪や東京その他各地の放送局でも行われているそうです。

めげない
「テレビ出演どころか、予選で落ちちゃったよ。」
と自宅に電話し、
「そんなに簡単にはテレビに出れるわけないでしょ！」
という冷たい家内の反応でした。今回は何の準備もせず、自分の持っている知識のみでの惨敗でした。しかし何を準備したら予備試験に合格するかの手応えがあったため、帰宅後早速「アタック25」のホームページから再度応募しました。多くの方は一度懲りるとしばらく様子や経過をみると思いますが、ここら辺が普通の人と私が違うところかもしれません。そうです、私は「しぶとい」のです。予備試験の日時は指定日の1-2週間前に通知されます。1-2週間の時間があれば、社会情報、芸能情報やクイズヘキサゴンなどの過去問一通りに目通せば、何とか予備試験は通ると予測できました。
　ホームページから2度目の応募をして3-4か月過ぎた頃です。(残念ながら母はこの間他界しました。)
「おかしいなあ、アタック25の予備試験の通知がなかなか来ないなあ？」
「あっ、数日前に葉書が来ていたので、テーブルに置いといたわよ。」
とのんきな家内の反応。
　葉書を見ると前回と同じ文面でしたが、私が葉書を見たのが土曜日で、予備試験日のみが翌日日曜日の日付になっていました。

Ⅶ　チャレンジし、あきらめない

「明日が集合日じゃない．何で教えてくれなかったの．」
「テーブルに置いといたんだから，見れば分かるでしょ．また挑戦するの？？」

　その日仕事場から帰った後，夜の4時間程度のクイズ勉強は，期末試験前日の中高生の感覚でした．テレビ出演の夢はまだまだ先と肝に銘じ，今度はカジュアルで出かけました．2回目の予備試験は本当の一夜漬けにて，案の定合格には及びませんでした．しかしながら，予備試験の「こつ」は十分につかむことが出来ました．

　帰宅後またもや「アタック25」のホームページから3度目の応募をしました．今度は葉書の届く前から準備しようと決心し，インターネットで「アタック25」をキーワードとして検索を行い，関連問題を手当たり次第に解き(覚え)始めました．長女が小学6年生ですが，理科や社会で学ぶことがクイズでよく出題されることを知りました．星座はいまだに頭の中でくるくると回って，なかなか覚えられませんが，
おおいぬ座の中で一番輝く星は？　(答え　シリウス)
こいぬ座の中で一番輝く星は？　(答え　プロキオン)
など，覚え方も含め，長女から指導してもらいました．

　準備を始めると予備試験の葉書の到着が遅れる気が致します．朝夕通勤電車の往復で問題を解き，答えを覚える毎日が2-3か月続いたと思います．試験直前には時事問題や芸能情報等のラストスパートが必要であり，前回の轍を踏まぬよう，家内にはアタック25の予備試験の通知葉書が来たら必ず教えてくれるよう話し，多くの(?)協力を得ることができました．

3度目の正直

　3度目の予備試験の通知は平成20年の2月にありました．3度目となると，試験の勝手も準備も自分なりにはでき，採点結果を聞き予選通過の報告を聞きました．このときは本当に何の感動も生じませんでした．やるべきことをやったものが当然の結果を手にした気持ちです．

「ああやっぱり合格したか．」というのが本音です．

ドラえもんの中に登場するジャイアンのラストネームは？（答え　剛田ごうだ）

この年代でこんな問題も易々と回答できる自分を褒めてやりたい気分でした．その後引き続き面接が行われました．面接では15人が一緒の部屋に入り，一人一人に質問が投げかけられました．
「橋本さんは大学の教官ということですが，お医者さんではないのですか？」
「一応それなりの資格は持っていますし，大学で診療も行っていますが，基本的には医学生や研修医の先生です．」
「えー収録日は木曜日と決まっていますが，仕事の都合は付きますか？」
「事前に教えて頂ければ，何とかなると思います．」
という他愛の無いやりとりでした．

面接が終了すると一週間後に面接結果の「合格通知」が届きました．合格通知とは「アタック25」に出場のチャンスが与えられたと言う意味で，合格日から1年が有効期間だそうです．この間，年齢，性別，地域などを加味して，テレビ局が勝手に合格者の中から人選を行い，テレビ収録日の約1か月前をめどに電話連絡が入るとのことでした．都合が合えばテレビ出演，合わなければ次回のチャンスを待つということです．3月からしばらくは予備試験でプリントアウトした問題の復習を電車の通勤で行っていました．また，時事問題や話題の映画もよく出題されます．新聞は普段読まない書評やら世界情勢に目を通し，話題映画は平成20年3月以降，ほぼ全部見ました．ある日曜日には長男を一緒に付き合わせ，朝の早い時間から1日に3本の映画を見たところ，終了した頃には二人とも頭と腰が痛くなり，話の内容も所々混じってしまいました．映画は1日2本までが身体に良いようです．

連絡あり

なかなか出場通知が来ないなあと思っていたところ，お盆の夏休みから帰宅した際，留守番電話にABC放送局から返事を下さいと伝言が入っていました．

VII チャレンジし、あきらめない

「橋本です．伝言をいただき連絡しました．」
「あ，橋本さんですね．来月9月28日のテレビ放映が決まり，その収録が9月×日(木)です．ご出場いただけますか？」
「多分大丈夫です．」
「多分では困るのですが…．」
「必ず，いや絶対都合をつけますので，出場いたします．」
日頃「医学や医療の現場で絶対などない」と医学生・研修医に臨床医学の難しさを説いている者としては，いとも簡単に「絶対」を使ってしまいました．

　かようなやりとりを行い，収録日を迎えることとなりました．8月中旬から9月の収録日までの「猛勉強」は，夏場の暑い日に大好きな風呂上りのビールを控えてまで，深夜に亘り勉強したと表現することでお察しいただけると存じます．

　収録2週間前には同じ曜日の同じ時間帯に長女と一緒にABC放送局新社屋(予備試験後テレビ局が移転しました)へ交通ルートを含め下見に行きました．ABC放送局新社屋の裏に福沢諭吉の記念碑があり，福沢諭吉が大阪生まれであることを初めて知りました．床屋へ行った1週間後が自分のお気に入りのヘアースタイルになる関係で，収録日の約10日前に床屋にも行きました．

いよいよ収録日

　本番の収録日には石田洋服店(六甲アイランド)で仕立てたジャケットとポケットにチーフを入れ，神戸在住のMr. Koji Suzukiに採寸して作っていただいたお気に入りの靴を履いて出陣しました．テレビをご覧になると，回答者の後ろに「応援団」がついています．番組参加前には家族や親戚の顔が一瞬よぎりましたが，
「いやいやクイズに集中するには応援団に気を使う余裕はない，すべて一人で行ってこよう．」
と，決心していましたので，応援団には誰もお呼びしませんでした．

朝は普通に起き，多分生まれて初めて「理由を明かさない」休暇を取りました．こういう特別な日でも前日に緊張して眠れないということはなく，しっかり休息をとることができました．会場の集合は午後2:00でした．テレビ局に到着すると，早速化粧室に連行されました．
　「今やお顔の毛穴まで見えてしまう時代．男性もきちんとメイクしてください．」と言われ化粧室に通されました．化粧室には若いメイク担当の女性が，「失礼しまぁーす，めがねはずして下さいネー．」と言うやいなや髪を掻き揚げられムースで固められ，顔全体にドウランを塗られました．
　「はい O.K. です．」
何が O.K. か分からないまま鏡を見ると，少し少なくなった髪はふさふさに見え，顔はやや引き締まった感じでした．やはりその道のプロは違う！！テレビ映りが良かったとすれば，メイクさんのお蔭です．
　その後4名のクイズ回答者が一室に集められ，クイズの回答の仕方や，簡単なパネルの取り方の説明がありました．テレビ局のメンバーが我々の緊張をほぐすため，多くの笑いや冗談を交えての詳細な説明に本当に感謝しています．
　「最初の各人の挨拶では，お辞儀をして頭を下げるのはやめて下さい．テレビ画面に向かって頭のてっぺんの薄いところが全国の視聴者に配信されます．」などなど．
　この時，回答者の女性2名は普通のおばさんに見えましたが，クイズが始まると本当に物知りで，収録が始まってから驚きました．もう片方の男性は鹿児島から奥様と一緒に来られたとお聞きし，遠方から来られているからにはかなりクイズに強いのだろうと勝手に思い込んでいました．
　「ではこれから収録スタジオに入ります」と言って連れて行かれたスタジオは皆様ご覧のものです．思っていた以上に広く，照明が明るく，普段緊張しない私でも，多少の緊張感を覚えました．収録中には難問もあり誰も回答できなかった場面などが，経験豊富な編集者の手により実に上手くカットされ，編集されていました．過去問10年分程度を復習しておくと，10-20% 程度は同じような問題が出題されます．クイズの最中は

Ⅶ チャレンジし、あきらめない

わかる問題のみ確実に回答できるように心がけました．それにしても「運」はあると思いました．回答数の少ない私がパネルを上手く取ることによってトップ賞を勝ち取りました．引き続きVTRクイズがあり，これに正解すると『充実のスペイン・パリ9日間の旅』をゲットできることになっていました．VTRクイズは15秒程度流される映像を見て古今東西問わず「ある○○」を当てる問題です．主に人物名や都市名が出題されていました．私の時は「ある湖」でした．獲得した14枚のパネルが開けられ開始となりました．知っている湖と言ったら以前暮らした大津での琵琶湖くらいでした．分からなかったら「琵琶湖」と答えようと決めVTRを眺めていました．見れば見るほど琵琶湖ではなかろうかと思った瞬間，最後に「乙女の像」が出てくるではありませんか．どこかの観光写真か切手かで見覚えがあったため何気なく「十和田湖」と回答すると，即座に児玉さんから「正解！」を告げられファンファーレがなり番組終了となりました．

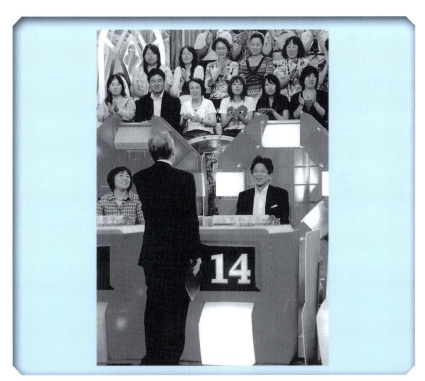

番組収録後には有名な児玉清さん，憧れの沢木さんとご挨拶させていただき，またプロデューサーの岩城正良さんとは，お互いの同名(多くのまさよしは正義が多く，正良は稀)を称えあいました．
　自分で言うのは気が引けますが，本当に万全の準備と「運」でトップ賞とスペイン・パリの旅をゲットできました．
　収録が終わった後，アタックチャンスの前に10枚ものパネルをお持ちだった「赤」の方に申し訳なく思い，<u>賞金や商品ではなく，</u>いただいた花束をお渡しし，非礼をお詫びしました．

　トップ賞とスペイン・パリの旅を取得できた喜びは，オリンピックの水泳で金メダルを取った北島選手のように，「気持ちイー，チョー気持ちイー‼」ものでした．優勝賞品の目録と獲得したパネルに準じた現金(14万円なり)を手に，テレビ局を後にしました．大阪駅に向かう途中，クイズの結果を心配していた長男(学校があったため見学参加できなかった)から携帯にメールが入りました．

長男「クイズどうだった？」
控えめな私「まあまあだったよ」
長男「何枚取れた？」
私「14枚」

　パネル数は全部で25枚なので，過半数が13枚．長男はやっと私がトップ賞を取ったことに気付いたようでした．歩いている途中，実にじわじわと満足感なのか充実感なのかわかりませんが，満ち足りた気分が溢れてきました．知らぬ間に阪急デパートの地下に足は向き，普段何の贈り物もしていない父に，羊羹の「とらや」から一番大きな詰め合わせを送るために，気が付いたら郷里の住所を記載している自分に気付きました．

Ⅶ チャレンジし、あきらめない

有難い同窓生

　収録からオンエアーまでの間，親戚と知り合いにテレビ出演の件を伝えました．

姉「クイズに出演は分かったけど，結果はどうだったのよ？間違えたり，黙っているだけの出場で，カッコ悪ければ親戚や知人に連絡し難いじゃない．結果を教えてよ…」

　たまたま防衛医大の同窓会が9月14日に行われ，同級生が一人ずつ近況報告しました．

私「とりあえず変わったことはなく，相変わらず大学で先生をしています．先日アタック25というクイズ番組に出場して収録が終わりました．9月28日にオンエアーされますので，ご覧いただけましたら幸いです．」

数人「結果はどうだった？」

司会の瀬川先生「橋本が視てくれと言っているのだから，悪い結果ではないでしょう．」

肉親より同級生の方が，はるかに良く私の性格を知っています！！

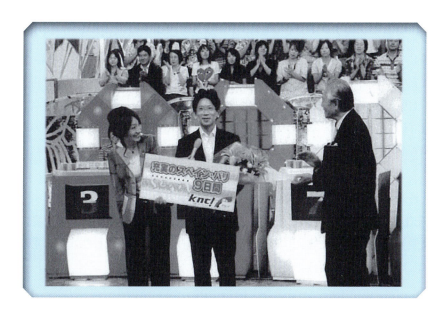

42　医師を志す皆さんへ—K受験予備校で講演

講演にいたる経緯

　平成○○年○月26日(金)
「何でこんなに待たせるんだよ…．」

　ほとんどどなり声に近い声量で，その患者(50代後半男性)は，私の診察室に入って来ました．その日は外来実習日であり，臨床実習のため陪席している5年生の医学生がいました．

　"まずい！！こう怒鳴られては外来診療の素晴らしさや，患者との良きコミュニケーションなど医学生に見せられない…．"と思った私は，"こっちだって待たせたくて待たせてるんじゃねーよ．休憩も取らず学生指導も兼ねて，その上患者に怒鳴られるんじゃやってられねーよ．"と心の中でつぶやいていました．しかしながら，学生の前ではその患者に対し待たせた非を詫び(ここらへんがプロ，顔で笑って心で泣いて)，いつもに増して丁寧に話を聞き(最近の医学用語で「医療面接」と言います)，診察を行いました．診察所見，必要な検査とその意味を説明し，後日再診とし帰宅していただく運びとなりました．当初怒鳴っていたその患者は帰り際に，「先生，有難うございました．」としおらしく，かつ微笑みながら診察室から出ていかれました．一件落着．

　外来陪席し一部始終を観察していた医学生の坂本貴志さんは，「先生ってすごいですね．最初どなっていた人が，先生の対応で帰り際には微笑んでいましたよ．」と私の労をねぎらって下さいました．何と心やさしい医学生でしょう．そんなことがあった2日後のことです．

Ⅶ　チャレンジし，あきらめない

平成○○年○月 28 日(日)

　夏休みは遠く過去に終わった普通の日曜日の午後，坂本さんは日頃の過酷な病院実習の疲れを癒すため自宅にいました．彼のお父さんは ABC テレビで放映されている「アタック２５」を見ていました．4 名の出場者がそれぞれ紹介されていく中，神戸市から医学部教官の出場者を見つけ，「おーい，医学部の先生が出てるぞ．知り合いの先生じゃないか？」と呼ばれ，坂本さんは自分の部屋からテレビのあるリビングへ行ってみました．

　"まさか，テレビのクイズ番組にでる暇な先生なんか，神戸大学にはいないよ．"と心の中で思ったか否かは知りませんが，テレビの画面を見てとびっくり，
「あっ橋本先生だ！おととい外来実習で陪席した時，患者に怒鳴られていた先生だよ．」
「おーそうか．大学の先生でもクイズ番組にでる時間の余裕がある人もいるんだな．」
とかいう会話があったか否か定かではありません．誠に有り難いことに，坂本さんはメーリングリストを通じ，神戸大学医学部 5 年生全員に，私がテレビ出演中であることを連絡して下さいました．本当に偶然に幸運にも（こういう表現をするものの，当の本人はいたって当然と思っていますが），トップ賞ならびにフィルムクイズも正解し，スペイン・パリ 9 日間の旅をゲットしました．参加の詳細は「41．アタック 25 参加に至る経緯」参照．

　それから半年過ぎました．
「将来医師を希望する高校生を対象に講演をお願いしたい」旨のメールを，K という受験予備校の M 氏から突然いただきました．

「なぜ私に？」
と思いましたが，防衛医大，自衛隊，また神戸大学医学部を高校生に紹介できる滅多にない貴重な機会と考え，早速引き受けることとなりました．M氏にお話を伺ったところ，K受験予備校は昨年，一昨年と医学部受験を希望される高校生と保護者を対象に「医師を志す高校生のために」をテーマに講演会を開いていたそうです．講師は2年にわたりH大医学部長のT先生だったそうです．今回は違う講師を探している際，坂本さんに意見を聞かれたそうです．実は坂本さんはK受験予備校で長年バイトとして勤務され，M氏とも親しい間柄ということをお聞きしました．坂本さんが，K受験予備校のM氏に私のことを推薦してくださったそうです．

M氏「H大のT医学部長の話は実にためになったし面白かったよ．T先生が講演されてからこの2年H大医学部の受験者数が増えたそうで，やはり講演の効果があったんでしょうね．今回は違う大学の先生に講演をお願いしようと考えているんだけれど，誰かよさそうな人はいませんか？」
Sさん「よさそうかどうかはわかりませんが，神戸大学に橋本先生という変わった人がいます．昨年テレビのクイズ番組に出演されていますので，講演をお願いしても人前でしゃべるのは大丈夫だと思います．」
というようなやり取りがあり，私に連絡が来たそうです．

　6月○日に行われた講演内容は，防衛医大入校から，現在の職場に至るまでの経歴をもとに，私の言いたい放題の独演会でした．講演会の後半では質疑応答の時間が設けられました．私の本音がかなり出ていると思いますので，以下にご紹介致します．

Ⅶ　チャレンジし、あきらめない

第二部　質疑応答

　休憩時間に皆様からいただいたご質問，すべてに目を通しました．有難うございました．答えにくい質問もたくさんありましたので，答えやすいものを選別しながらお答えさせていただこうと思います．最初の質問です．皆さんによく聞かれる質問ですけど・・・一年生の方ですね，すごいですね．

Q：「医学部を受験するにあたって面接についての質問です．先輩方の話によればテレビのニュースがいわれていますが，具体的にはどのようなニュースから興味を持ったらよいのでしょうか」

A：医学部の面接は，私たちもよく面接官やります．質問の「定番」は，どうして医者になろうと思いましたかです．受験生に対してまあ失礼なんですが，多くの人が同じ答えでつまんないなという印象です．そういうこともあってか，医学部もずいぶん話題を変えております．たとえばiPS細胞がどうのこうのともちろん訊くことがあります．深く知っていることなんてほぼ誰も期待していません．そういうことに関してまず興味があること．それからそういうものが将来的にどういうことに使える可能性があるんだろうか無いんだろうかというようなことを，皆さんみたいな軟らかい頭で考えられるということを面接官の方は期待していると思います．ですから特に医学に関する話題は一昨年はクローン人間だったりしましたけど，知識はあんまり関係ないと思います．日ごろ起こっていることに関心を持っていただきたいと思います．それに関係して，臓器法案に関しての質問をたくさん頂戴しました．はっきり言って難しいです．ちょっと私この時間だけで全部答えるのは本当難しいので，今の所は次へ行きます．許してください．何人かの方から頂きましたけれども．

Q：「他の大学と比べて，神戸大学の長所と短所を説明してください」

A：長所は，臨床の医療に関しまして神戸大学は現場にのっとった改革を行っております．いわゆる講義形式を少なくして，学生たちが考えら

233

れる場というのを提供しています．学生実習で行う臨床研修に関しましても力入れてます．そういうところに関しては長所だと思います．

短所は，まず研修医の段階で神戸大学はいいことでもあり短所でもあると思うんですけど，最近卒業生の3分の1しか研修医として残ってくれないことです．他大学の方がたくさん来ます．これはいいことでもあります．いろんな人が混ざるっていうのはいいことですけど，やっぱり卒業生がもう少し，4割〜5割残ってほしいなという感触はあります．短所は将来的に卒業生が残ってくれる環境が，何かが足りないのだと思います．

あ，そうですね，神戸大学にはいいところたくさんありますけど，歴史的にすごく研究にも力を入れています．基礎の先生方と臨床の先生方ですごくコミュニケーションがよく取られています．私は臨床医ですから自分が試験管を振ったりだとか自分が動物実験をしたりとか，そういうのは全く無いんですけど，実験をしている先生方と，いろんな臨床の問題点を相互に出し合って研究する素地が神戸大学にはあります．

Q：「高校生時代どれくらい勉強していましたか．」
A：かなりしてました．まあ当然ですよね．昔は，私のちょっと前の世代は四当五落とかいって，一日に4時間寝れば受かって，5時間寝れば落ちるというね，へんな解釈がされてましたけれども，そんなことはないと思います．きちんと眠っていただいて，規則正しい生活をして，いわゆる起きている，覚醒している時間を集中して勉強に向ければ良いと思います．

Q：「血や内臓を見るのが怖いんですけど，医者になっても大丈夫でしょうか」
A：大丈夫です．完璧大丈夫です．私の知ってる先生も外科の先生ですが，自分の血を見て倒れそうになった．ただし人の血は大丈夫なんですって．医学部に入るまでに皆さん大変不安に思っているかもしれませんが，全然心配ないです．人にさえ興味ある限りは大丈夫だと思います．

Ⅶ　チャレンジし、あきらめない

Q：「チーム医療についてどう思いますか」
A：絶対必要です．チーム医療．現代の医療では，一人のスーパーマンが出てきて，全て片付けるということはありえませんから．チーム医療はとっても必要です．そのチームが上手く機能するためにはチームのメンバーの特性とかそういうのを知った上でオーガナイザーとすべきリーダーが必要だと思います．総合診療医というのは，そういうチームのリーダーになるべき人間なのかなと思っています．

Q：「総合診療医について大変興味を持ちました．神戸大学のほかに総合診療を展開している大学はありますか．」
A：あるんですけどですね，さまざまなようです．たとえば循環器内科といわれたら皆さんイメージできるでしょ，心臓とか血管を扱っている内科だと．でも総合診療科っていった時にイメージしにくいことがたくさんあって．一般内科をやってない総合診療もあると聞いています．他の内科がやっていないことをやっている総合診療科もあります．いろいろです．神戸大学，手前味噌ですけど多分全国の大学の中でも一番いい教育・診療，それから研究を提供している場だと勝手に思っています．

Q：「今までよく英語を勉強してきた中で，一番効率的な英語の学習法は何でしょうか．」
A：継続ですね．続けること．毎日短時間でも続けることです．先ほどもお話しましたようにラジオ講座，現在でもやってます．今は水木金ですけれども，夜10時35分ぐらいからですかね，15分間．NHKのビジネス英語ですけど，出張の時も一冊それをかばんの中に入れて，時間のある時に聞いてます．是非続けていただけたらと思います．

Q：「医者にとって受験生にとって体力は大事だとおっしゃっていましたけど，学生時代どうやって体を鍛えてたんですか」
A：大学の時は必然的に鍛えてたんですけど，その時には剣道部に入っていました．高校の時にはちょっと通学に時間がかかったので，クラブ

には入っていませんでした．高校の時にはそうですね・・・たいした運動はしていませんでした．大学入ってから剣道部で，ほぼ毎日合宿状態ですから，かなり汗流しました．剣道っていったら胴着を着て夏は暑いですよね，汗だらだらで，冬は床が冷たい．何でこんな拷問みたいなことやってるんだろうと当時思ったこともありました．その時ふと体育館の片側を見ると，同級生のバドミントン部員がすごく楽しそうにやってたんです．将来チャンスがあったらバドミントンやってみたいなと思って，現在神戸大学医学部のバドミントンのクラブに週に1回，学生の邪魔しに行ってます．

Q：「受験勉強において一番大事なものは何ですか」
A：難しいですね．まあ医学部に限らず結構受験勉強で一番大切なことは何ですか，って言ったら自分のやりたいと思うことを貫くことです．何々になりたい，どういう風になりたい，どういう風な仕事がしたい．目的は色々だと思います．

Q：「医者にとって一番大切なことは何ですか」
A：目の前で困っている方々を何とかケアできるように考えてあげられることかなと思います．

Q：「地方の国立大学を卒業してから関西に帰ってきて医師になるということにデメリットはありますか」
A：全くないと思いますよ．幸か不幸か，昔は医局の力がすごく強かったんで，医局に入るのがすごく将来に対して明暗を分けたかもしれませんが，今やご自身ご本人が何が出来るかが評価される時代に入ってきました．どこの大学のどこの系列に入ったかということはだんだん比重が少なくなっていくと思います．

Q：「橋本先生は研究に疲れたとき研究室でどんなことしていますか．」
A：靴磨きですね．靴磨き大好きです．それから部屋を出て散歩するこ

Ⅶ チャレンジし、あきらめない

ともあります．あとヨーヨーも大好きです．いつか子どもが私の部屋を見学にきて、ヨーヨーを見つけ出し、お父さん真面目に仕事してないと思っているらしいですけど、そんなことやってます．

A：AO入試についての質問があったんですけれども，細かいことはすみません．私存じ上げません．AO入試とかについての詳細は7月になって、ホームページにてオープンにされるそうなので，是非皆さん神戸大学の医学部のホームページをご覧になってください．募集要項は12月から11月に出来るそうです．今回は今までのを書き直している最中だったので，準備出来ませんでした．7月に入ったら新しい情報が提供されますので、そちらをご覧下さい．

Q：「医者という立場の職業に最も大切な人間性はどのようなものだと考えていらっしゃいますか．」

A：さっきの質問と関係しますけど，目の前で困っている人をいかに助けてあげられるか，ということを真剣に考えてあげられることかなと思います．こういう気持ちはとっても大切だと思います．

Q：「医学部受験を志されたのはいつ頃ですか」

A：皆さんはいつ頃ですかね，小学校の頃ですか．参加されてる高校三年生の方だけで結構です．小学生の頃に決めました（挙手），中学生の頃に決めたという人（挙手），高校入ってから（挙手）．

私が自分で意識を持って医学部を考えたのはやっぱり高校に入ってからだと思います．ただ，昔の記録で小学校一年生の入学時の記録があるじゃないですか，将来何になりたいかって．小学校時代の同級生の一人はスーパーマンって書いていました．私のところをついこの間見たら「医者になりたい」と書いてありました．理由も書いてあって「みんなが死んでしまったら困るから」って．自分が困ると思ったのでしょうね．その頃から医者になりたかったのかもしれません．でも真剣に医者になろうと思ったのは高校生からだと思います．

Q:「大学生の時に一番大変だったことは何ですか」

A: これは今回お話ししたように，いろいろな制限があったことだと思います．だけど今思うといろんな意味で，防衛医大の同級生はありがたいなと思います．もう兄弟以上ですね．付き合いは今でも続いています．非常に限られた世界でいろいろなことを一緒に経験してきましたから．卒業して10年20年会ってなくても，ぱっとどこかで会えばすぐ昔に戻れるっていうのが良いなあと思います．大学生の時に一番大変だったのは色々制限があったことですね．でもそれが非常にありがたかったなと今は思います．

Q:「これからどんな学生が医学部にほしいですか」

A: 誰でもいいですよ．もうガンガン来て下さい．どういう人が向いているのか向いていないのか，自分が真剣に医者になりたいと思っている学生であればwelcomeです．

Q:「医学部には派閥というものがどうしても存在していると思いますが，それはどのような面で，どういう風な印象がありますか」

A: 多分これはですね・・・みなさんの頭の中のイメージ的には「白い巨塔」だと思います．あることは多分あると思いますよ．「白い巨塔」の話は多かれ少なかれ，あると思います．ただし既にそういう時代ではないとも思います．それは今まで教授を筆頭に医局というものがいろいろ人事権を持っていて，その人を派遣する権利を持っていたことが大きく影響していると思います．今は新しい制度になってずいぶんそれが変わってきました．皆さんはそういったことでは心配する必要はないと思います．自分が何をできるのか，何が可能なのかということで大学などを選んでいただけたらと思います．

Q:「一般教養が終わってから専門の授業はどのようなことをするんですか」

A: 医学部の場合は医療に関する基礎医学ですね．基礎医学が主体で，学年が進むと臨床医学の比重が多くなってきます．

Ⅶ　チャレンジし、あきらめない

Q：「受験について知りたいんですけど，英語はどうやったら伸びますか．」
A：さきほど申し上げましたように，続けてください．受験英語はもちろんK受験予備校の先生とね，話をしておくと．そうすれば必ずできると期待します．

Q：「神戸大学医学部の求める学生像はなんですか．」
A：私は医学部長ではありませんし知りません．自分で求めて欲しいと思います．さっき話した通りですが，自分がどういう風になりたいかを求めて下さい．神戸大学の漠然としたものでは，自分はそうでない，マッチしないものがたくさんあると思います．自分がどういう風になりたいかをイメージして，それに向かってもいいと思います．「人や神戸大学医学部が」じゃないです．「自分が」どうなりたいかと主語を取り換えて考えて下さい．

Q：「どんな医師を育てたいと思っていますか．」
A：目の前で困っている患者さんに，真摯にケアをできるような心を持った，知識を持った，技術を持った医者になって欲しいと思っております．

Q：「どんな勉強方法がおすすめですか．」
A：これはちょっと難しい質問です．勉強方法は自分にそれぞれのやり方があると思います．たとえば，ある科目を1時間なら1時間ずっとやるのがいい人もいますし，15分なら15分と区切って次の科目に進んだ方が合ってる人もいると思うんで，これは個人個人で違うから・・・えっと，受験の勉強法への質問だと思うんで，幸いK受験予備校にはチューター制度もありますし，その先生方とご相談下さい．

Q：「勉強を楽しくする方法を教えてください」
A：私が聞きたいですよね・・・楽しいと思うのは，自分が目的をもったら楽しくなると思います．ですから，さっきの医務室の話も，汚い医務室で誰も掃除しないから困るじゃなくて，できるところから自分でし

ようと思うと，今までいやだった草抜きもスリッパを揃えることも楽しくできるようになります．

ですから何のために受験勉強しているんだろうって，合格後の将来のことを思う事が大事かなと思います．

Q：「防衛医大を卒業した後，国への奉仕は何年ぐらいするんですか．」
A：ええと，たぶん一生でしょうね…．義務年限は一応9年って書いてありました．大学で6年間学んで卒業後9年です．防衛大学の方は年限が決まっていなくて，卒業した後やめても結構ということです．今でもね，防衛省からは，庁から省に名前変わってしまいましたけれども，なにかあった時には応じる気持ちは持ってます．卒業してもそれは変わりませんね．奉仕という感覚でなく，義務感でしょうか？

Q：「いつから防衛医大に決めましたか．そのためにどんな努力をしましたか．」
A：普通に受験勉強をして総合診療医になりたいという希望と，防衛医大が所沢，郷里が前橋で近場でもあり決めました．ただ，両親は反対しましたね，特に母親が反対していました．なぜかは知りませんけど．最終的に父親は，いいんじゃないかって言ってくれましたが，しばらく母親は不安だったようです．母親はしばらく心配してましたけど，卒業する頃には100パーセント賛成に変わってました．

Q：「医学部のどれくらいの割合の人が海外留学に行きますか」
A：神戸大学は多いです．神戸大学は土地柄場所柄とでも言うのでしょうか，卒業されてハワイで開業されている先生とか，外国でも医療をされている方が非常に多いと聞いています．短期留学とかも含めると，半分以上の非常に多くの方が留学されていると思います．

Q：「防衛医大に入るのなら，やはり体力があったり運動神経がよかったりする方がいいのですか」

Ⅶ　チャレンジし、あきらめない

A：これはあまり関係ありません．入学後は遠泳の話もしましたがカナヅチ（泳げない人）もいるんですよ．同級生でも二人いました．他のみんなは二時間泳ぎましたが，その二人は海辺で砂をいじってました．ですから，体力無くても大丈夫です．身長と似合う程度の体重が必要ですが．それは募集要項に書いてあると思いますけど，まあ普通の日本人だったらクリアしてると思います．

Q：「現役で医学部に入るにはどんな学習をすればいいでしょうか」
A：それは求めている，受験される大学の基準をよく見て，自分の希望する大学が何を求めているかを確認して下さい．それから，こんなことをもし私が知っていれば，K受験予備校に負けない予備校作ります．

Q：「防衛医大に入ろうと思ったきっかけはなんですか」
A：きっかけの一つは，受験時期が非常に早く，腕試し的に試験を受けたことと，総合臨床医をつくるということを提示していたことです．私の受験当時は，いろんな医学部の学生が受験の際にビラ配っていました．防衛医大を受験するなって．チラシを読んでみたら，「生物化学兵器を研究してるような大学を君らは受験するのか」って．すごいことやってるんだな〜と思って受験しました．入ってみたらそういうことは何もやっていませんでした．地下鉄サリン事件が起こると先生は防衛医大の卒業ですからサリンの研究してるんですかって聞かれて，やってませんと答えると「防衛医大の先生なのにサリンの研究してないんですか？」って．世間の考え方や世相って言うのはすごく変わります．自分がいったい何をやりたいかを十分考えた上で将来を考えて欲しいです．

Q：「理科が苦手なんですが，将来全て覚えられるか心配です．どうしたらいいですか」
A：これはもうひたすらやるしかないですね．覚えるものは地道に覚えてもらって，覚え方がうまくいかなかったら是非K受験予備校の先生に聞いてください．不安があると脳は喜びません．一番不安なのは相手が

よくわかんない時が多いと思うんですよね．どういう事を勉強したらいいのかわからない．人間もそうですね，会ってみないとわからない，というのがありますんで，実際どうしたらいいかはやっぱりエキスパートに聞くのがいいと思います．

　一人でずっとしゃべり続けるのもつらいですね．さて脳死法案が通ったことで，それに関する質問が非常に多いですね．短時間で話せる内容じゃございません．是非，脳死や植物状態のこととかに関しましてはご家庭に帰って，ご親族の方々と話してみてください．たとえば15歳の年齢になりますと，それによってどんないいことがあるのかなと．私が聞いている話なんですが，臓器移植を日本でできないので，アメリカに，ドイツに行ってる日本人がいる．その国の方々だって臓器移植を受けたい方がたくさんいらっしゃいます．それを日本人用に摘出するのはやっぱり人道上おかしい部分がたくさんあります．日本国内で移植手術が可能な国の国民が，高学な費用負担をすることで他国で移植手術をうけることは，日本人は金で臓器を買う国民だと誤解されると思います．このような議論はですね，いわゆる，直接自分には関係ない人，たとえば，ある意味，関係者の方ごめんなさいね，一般のじゃなくて変な意味での宗教家の方，医療政策の評論家，自分や自分の家族が臓器提供受ける疾患を持たない人々はたくさん発言されていました．でも実際は自分に関係のある方，親族で病気の人をお持ちの方にとっては，なくてはならない法案かと感じております．

Q：「防衛医大では陸海空軍は希望を取るのですか．強制的な振り分けなのですか．」

A：伝統的に海に行きたいという人は固定数必ずいました．私の時も海に行きたいという人が数人いました．最終的に微調整ありますけども，陸海空の内訳は特に問題ありませんでした．というわけで，先生はどうして陸にしたんですかと聞かれることがあります．私の場合は動機が不

VII チャレンジし、あきらめない

純です．人数がたくさんいる組織なら自分が休んでも代わりがいるだろうという，きわめて不純な動機です．ただその当時はどうしてもアメリカに行きたいという気持ちだったので，人数が限られている，私が欠けると空きが埋まらないというところではちょっと苦しかったので，少し余裕のある陸に行く方がいいだろうと思って陸に行きました．正直に答えてしまいました．

Q：「なぜ内科にしたのですか」

A：本当は外科の方が好きなんですよ．研修医の頃に外科の先生にほめられました．スーパーローテートっていって内科回ったり外科回ったりしました．外科を回ってるときには多くの時間を指導医について研修を受けるわけです．3か月の外科研修が終わる際，一年上の先輩とそのオーベンっていって指導医の先生と3人で串揚げやで慰労会を開いてもらいました．そしたらその指導医の先生が，「橋本君はだいたい内科希望してるって言ってるけど，君みたいにいい加減なやつは内科の細かいケアは難しいんだよ．是非外科に来なさい」って言われました．「内科の細かいケアはできないって．」何たる侮辱と思って憤慨していましたが，数年上の先輩に相談してみました．「内科の細かいケアはできないって，あの先生に言われたんですけど」って，そしたら「すごいよ，あの先生，橋本のこと買ってるんだよ」「あの先生は口が悪くて有名で，滅多に外科に来なさいなんて誘いの言葉をかけない人だよ．」って言われました．

ではなぜ内科にしたかですが，こういう言い方はもしかしたら大変失礼かもしれませんけど，自分が救える患者が外科では少ないのではと思っていました．外科で大手術をすることはあるんだろうけど，せっかくの手術でも患者が死んだり，手術は成功してもその後の機能不全でリハビリを余儀なくされたり，救える数が少ないんじゃないかって，そういう風に感じてしまいました．それなら内科に行って，内科からいろんな人に教える立場になれれば，どんどん波及効果が広まって，救える患者数が増えるのではというふうに感じて内科を選択しました．

Q:「医学部を受験するに当たり持っておくべき心がけがあれば教えてください」

A：すでに話したとおりです．自分がなりたいと思うヴィジョンを持って，それに向かって突き進んでください．

Q:「テストの点に惑わされすぎてテンションが上がったり下がったりするのは，やめた方がいいですか．」

A：人間だから当然ですよね．テンション上った時はいいんですけどね．で，下がったときにまずはしっかりやらなくちゃと思えばいいわけです．まあ普通の答えでごめんなさい．

Q:「学生時代一日の時間の使い方はどのように過ごしていらっしゃいましたか．」

A：なるべく規則正しくって言うのは，一つには起床時間とか，それから寝る時間とか，なるべく設定して，覚醒している間になるべく無駄な時間を省くように工夫しました．皆さんそうだと思いますけどね．食べるとか休憩するとか，そういう時間は絶対必要な時間なので，それ以外のところでゲームに走っちゃったりすることもあるじゃないですか，そういう時間を，カットしていくというのが大事なんじゃないかと思います．起きている時間を有効に使うと言うことかなと思います．

Q:「総合診療の制度には感動しました．これから増えていくと思います」

A：ありがとうございます．私もそう思って努力しているつもりです．今後日本の医療に必要なのは，ちゃんとトレーニングを受けた医師にそれなりの報酬が支払われること．あとは，地域でたとえば10万人住んでいるところで，脳外科医が何人必要なのか，心臓の内科医が何人必要なのか，だいたい統計は出ています．ただそれを，厚労省とかが発表すると，いわゆる職業選択の自由を妨げるということがあって出さないのだと思います．極端な話ですが神戸大学の卒業生全員100人が皮膚科になりた

Ⅶ　チャレンジし、あきらめない

いって言えばなれる社会なのです，日本は．だけどそれはあまりにももったいない医療資源の使い方ですよね．ですから，そういうことが起きないようにすることが社会制度としても必要だと考えています．専門医の方も数をコントロールするために，レベルを上げていったりすることが必要なのと，専門医のレベルを上げるなら，それに見合った報酬を与えるような診療報酬制度がないといけないと思います．あまりにも問題がでっかく一人じゃとても解決できません．是非会場のみなさんの力も貸してください．

Q：「苦手な教科はどうやって勉強したらいいですか」
A：どうしたらいいですかね〜．苦手の程度にもよるんですけどね，私のような人間は，好きな科目しかやらないでいいじゃないかと言っちゃうんですけど，受験勉強ではなかなかそういうわけには行きませんものね．苦手な場合はね，好きになるしかないかな〜と思いますけど，難しいです．K受験予備校のエキスパートに話を聞いてください．「先生，苦手な教科はどのようにして勉強すればいいんですか」って．私に言わせれば好きなことだけやってればどうですかって．苦手なことはやらないで逆に好きな事に時間を掛けたらどうですかがお答えです．受験勉強はそうはいかないと思いますので，やっぱり受験のエキスパートの先生方に聞いてください．

Q：「しゃべる英語はどのようにして勉強されたのですか」
A：しゃべれる英語は自分で何とかするしかありません．泣かされて泣かされて泣かされて，困って困って困って，そうすると身体に染み付きます．継続してラジオ講座を聴いて，できるかぎり英語でしゃべる機会を設けて，後は現場でトレーニングです．講演中の例でもありますように，あなたのお店の営業時間は何時ですか，「What's your hours?」みたいな英語独自の，英語の大和ことばのような言葉が自然に学べます．

Q:「スペシャリストとジェネラリストでは，最終的にスペシャリストが勝つのではないでしょうか」

A: 今の世の中多分そうでしょうね．ですから私が言っているのは，ジェネラルというスペシャリストです．いいですか．ジェネラルというスペシャリスト．まだ高校生で全部理解するのは難しいと思いますけど，ジェネラルというスペシャリストです．そういう人たちが必要だと思いますし，そういう人が勝つんだと思います．

Q:「学校の英語の授業で，信仰と手術のどちらをとるかをディベートしました．手術をしないと治らない病気にかかっている人で，その人は宗教的に手術は悪だと考えている．手術はしますか？」

A: よく話題に出るのが，輸血を本当にしたくないという方々．いますからね．すると，私も学生にそういうテーマを扱った短いビデオテープを見せてディスカッションをさせます．その中で大事なのは医療を受ける患者さんがどう思うかです．私たちがどうしたいか，良かれと思ってやることと，患者さんが，受ける側がよかれと思っていることは多分違うと思います．ですから医者と患者でどこが意見の違う点かをよく相談することが大事なことかなと思います．医学的にどういう病気なのか，どういうことをしたらどのくらいの確率で死ぬのか，どういうことをしなかったらどのくらいの確率で死ぬのかっていうことを考えることと，それから，患者さんの希望されていることがどういうことなのか，または患者さんの家族の思いはどういうことなのか，それから，何が患者さんにとって幸福なのか．よくQOL(quality of life)という言葉が使われます．たとえば，学生のA君は試験で60点取った，B君も試験で60点取った．A君は「やった60点だから合格」，B君は「あー60点，こんな低い点数だ」と．ですから同じ60点という現象でも違うんです．同じ病気を患っている方でも，ご希望や治療方法の希望は千差万別です．それぞれに関してよく話し合って何を医療として提供できるのかできないのか，本人が望むのか望まないのかを，相談されることが必要だと思います．ぜひ参考にしてください．ご質問された方，有難うございました．

Ⅶ　チャレンジし、あきらめない

Q:「大学の選び方を教えてください」
A: えっと，自分で決めて下さい（笑）．自分がどこに行きたいかです．自分で決めて下さい．

Q:「お医者さんをやめたくなったことはありますか？医師になるのに一番必要なことはなんですか？」
A: 難しいですよね．どんな状況に進んだってやめたくなることはあると思います．嫌なことだってたくさんあると思います．だけど，これをやっててよかったと思うこともたくさんありますよね．本当に幸せだなぁと思うことは，自分の思っていることを医学生や研修医に話せたり，治療が上手くいって患者の状態が良くなり感謝される際はこの上ない幸せです．ですので，医者をやめたくなったことは最近はないです．昔はね，患者さんから怒られたとか，看護師から文句言われたとか，いろんなことがあって，その時々に落ち込んだことはあります．しかしどういう医者になりたいかの希望があるかぎりは，どんなに落ち込んでもやめたいと思ったことはないです．お陰様で元気に暮らしております．医師になるのに一番必要なことは先ほどから繰り返していますように，目の前にいる患者さんのケアができる，心と体のケアをおこなうという技能を持つことだと思います．

Q:「他の大学で行われている総合医師の勉強を教えて下さい」
A: すみません知りません．いろんな総合診療があります．

Q:「専門性と一般性を一人の医師が兼持することはできないでしょうか？できないのではないでしょうか？」
A: 十分可能だと思います．おもしろい質問をいただきましてどうも有難うございます．

　少しテンポが速かったです．ごめんなさい．早口がね．もしこの次チャンスがあるようだったら少し遅くしながら話しますが，やっぱり治らな

いみたいですね．今日来ていらっしゃいますけども，医学生を陪席させといて外来の患者さんを診療しています．私が早口でいろんなことを患者さんに説明するんですけども，早いせいか，学生からはちょっと早口ですっていつも指摘されます．気持ちではわかっているんですけども，なかなか早口は治りません．また少しずつ治していきたいと思います．どうもご指摘ありがとうございました．

　医学部と他学部との大きな違いは，対象に人が扱えるというのが医学部です．これは圧倒的な医学部のメリットだと思います．

Q：「どこの国に行ったことが一番印象に残っていますか？」

A：たぶんアメリカ，それからモザンビークです．観光程度で行った国は先進国，開発国，未開発国いろいろあります．モザンビークで強烈に感じたのは，教育はものすごく大事なんだなーということです．一時的に何か物品を買って差し上げるというのは，その時はその時でハッピーですが，全然長続きしません．だけど，5年から10年，または30年，50年，100年かけて教育する制度をつくることは，将来その国の基礎を築くために必要だと思いました．モザンビークに派遣され現実を見て，いろんな国の支援や支援方法を見て感じました．日本が江戸時代から明治時代にかけて，最近では第二次大戦後しっかりした教育を国民に行ったことは，多くの人の幸福につながっているんじゃないかなと個人的に思っています．

　では，時間ですのでそろそろ終わりにしたいと思います．どうもありがとうございました．質問もたくさんありがとうございました．（拍手）

Ⅶ チャレンジし、あきらめない

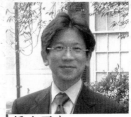

講演会

橋本正良 神戸大学医学部准教授

医師を志す高校生のために

2009年 **6月20日（土）** 14:00〜16:00

開場 13:30（ご着席 13:55）

会場 **研伸館 西宮校**
ワープビジョン（生中継）会場
※ワープビジョン会場では、西宮校の講演が生中継で映し出されます。
※実施会場へのアクセス詳細は裏面をご覧下さい。

- 研伸館三田校
- 研伸館上本町校
- 研伸館学園前校

橋本正良（はしもと まさよし）

43　天国と地獄

　この話は私が小学生だった頃，斎藤校長先生から朝礼の際聞いたことがありました．遠い過去の記憶です．地獄では，釜揚げうどんを大きな釜で，背丈ほどの長さの箸を使って皆で食べる．皆がわれ先に食べようとして長い箸が絡まって，うどんが地面に散乱して，大混乱，喧嘩が始まる．一方，天国では，譲り合って，長い箸で大釜の向こうにいる人にお互いうどんを食べさせ合い，混乱もなく皆が満腹で幸せになるという話です．

　小学生が話を十分に理解できていたとは思えません．地獄は鬼がいて，天国は天使がいる所ぐらいのイメージしかなかったのだと思います．同じ状況なのに天国になったり地獄になったりすることがあるのかと，とても不思議に思えたため，心のどこかで覚えていたようです．それから何十年も経ち，たまたま読んだ稲盛和夫氏著「生き方」p.176 に同じ引用があり小学生の時に聞いた話の記憶がよみがえりました．

　「天国とするもの，地獄とするのも本人の考え方次第である」というメッセージはこの年となると強烈に心に響きました．人間はどうしても今の生活で「足りないもの」ばかりが目に付き，不平不満を言うものです．しかし，視点を変えれば3度の食事がいただける，着る衣服がある，寝る家があることは非常に有難いことです．「吾唯足知（われ，ただ，たるを，しる）」境地には至らならなくても自分の環境を天国とすることも可能と思えたのです．私が教えている学生達にも是非知っておいてもらいたいと考えました．文章より画像であればより強く印象に残るであろうと考え，ライフサイエンス出版武原信正社長に紹介いただき，あるイラストレーターにお願いして描いていただいた絵が添付のものです．読者の方々へ私が最も伝えたいことの一つであり，そのためこの本の表紙として使わせていただいております．

Ⅶ　チャレンジし、あきらめない

　あるアフリカの国へ靴のセールスマンが派遣されました．その国では人々は靴を履く習慣がありません．派遣されたAとBという2人のビジネスマンから上司に向かって別々の報告がありました．
A「全くダメです．人々は靴を履く習慣がありません，靴は売れません．」
B「ビッグビジネスになります．誰も靴を履いていなので，売れに売れます．」
同じ現象を目にした二人のビジネスマンですが，考え方の違いで全く逆の発想となります．考え方次第で仕事の結果に大きく作用します．同様にコップに半分水がある状態を，「半分しか水が無い」と考えるか，「半分も水が残っている」と考えるかで結果は変わってくると思います．

　ものの見方や考え方は，人間として最も大事なことと考えます．稲盛和夫氏「生き方」にも紹介されていますが，人生・仕事の結果は個人の考え方に寄る所が最も大事と考えます．能力も熱意もあった方が良いに決まっていますが，それ以上にものの考え方が大事だと常々思っています．

人生・仕事の結果　＝　**考え方**　×　熱意　×　能力

Mental barrier の払拭

あきらめない限り夢はかなう
「なりたい人になる力」
許可から自主へ
ものの見方　アフリカへ靴セールス　コップの水
配慮ができる　　　KY　　　学祭　　大倉山
常識を疑う　suspect doubt　　　発熱　肝触知

天国　　　地獄

釜揚げうどんを大きな釜で，背丈ほどの長さの箸を使って皆で食べる

地獄では皆がわれ先に食べようとして長い箸が絡まって，うどんが地面に散乱して，大混乱，喧嘩が始まる

天国では，譲り合って，長い箸で大釜の向こうにいる人にお互いうどんを食べさせ合い，混乱もなく皆が満腹で幸せになる

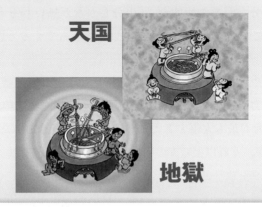

天国

地獄

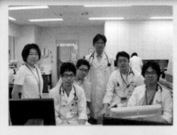

人生・仕事の結果

＝ 考え方 × 熱意 × 能力

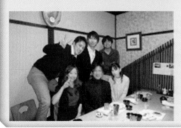

稲盛和夫 「生き方」より

Ⅶ　チャレンジし、あきらめない

44　理想の総合診療医とは

自分や家族が患者になったら

　想像してください．もし自分や家族が病気になった時，どんな医者に診て欲しいですか？症状が出ない多くの生活習慣病や，病気ではない時に，さらに丈夫な身体を維持するため，どんな健康についての医学的アドバイスが欲しいですか？

　夜間や週末に身体の状態が悪くなった時，読者の皆様は多くの場合日頃のかかりつけ医に連絡せず，自分で新聞やネットから休日診療所を見つけて連絡していませんか？初めて受診する診療所では，皆様の過去の受診歴が無いため現在患っている疾患や服用薬剤は自己申告でしか分かりません．しかし，かかりつけ医に連絡・相談し，適切な受診先を紹介してもらえればどうでしょうか？かかりつけ医は紹介先の診療所または病院救急外来にあなたの医療情報を提供することが出来ます．この情報があることによって，提供される医療の質は格段に上昇します．夜間や週末では，皆様患者側が医師側に連絡しないのではないでしょうか？かかりつけ医がいるにもかかわらず，119番以外の連絡先を知らないのは悲しいことです．必要な医療が迅速に効率良く提供されるべきだと私は思います．

　米国で研修を受けた際にはアテンディングドクター(通常アテンディングと呼ばれる)と言う，病院の病床利用許可のある上級医師達からわれわれレジデントに昼夜の別なく患者が送られてきました．日頃アテンディングが診ている患者に関しての詳細な情報が電話やFaxで送られてきました．アテンディングの診療所で診察を受け，入院加療が必要と判断され病院に送られて来る患者もいました．夜間や週末はアテンディングの

診療所が閉まっているため，症状によって自宅で経過観察するよう指示される患者や，病院の救急を受診するよう指示される患者もいました．アテンディングは多くの場合数人でグループを形成し，夜間や週末の担当を決めて患者に対応していました．つまり多くの患者は困った症状が出た際には，かかりつけ医（またはそのグループ医師）と事前に相談した上で，次の行動に移っているのです．もちろんこれらの患者はアテンディングに診察を受けることができる経済的余裕のある人がほとんどです．

　一方，日本では医療保険制度の有難さから，患者自身が医療機関を選択します．かかりつけ医がいる患者でさえ，かかりつけ医に相談せず新たな医療施設を受診することが日常茶飯事ではないでしょうか？すなわち現在までの医療が分断され，乏しい過去の医療情報のもとに新たな医療行為が追加されています．再三にわたる問診で同じことを繰り返し聞くことは無駄であり，患者も医師もお互いが辟易してしまいます．また，このことは医師不足の大きな原因の一つです．過重な医療やポリファーマシーもそれを見張る医師が存在しません．良好なコミュニケーション不足からか患者は医師との「そりが合わない」と自分で判断すると，別の医療機関へ勝手に変更します．そのため変更を知らされない医師は，患者の医療情報を次の医療機関に提供したくてもできない状況となってしまいます．

社会制度
　「国民の安心できる医療」を制度にして提供することが理想だと思います．一つには病気でも病気でない時も，24時間いつでも常に相談にのってくれる医師（や医療関係者）の存在です．そのためには物理的にも精神的にも患者のみならず臓器別専門医や他の医療機関とも十分なコミュニケーションが取れる能力を持った医師が必要となります．また連絡先が一か所で済めば，患者側からしたらどんなに安心かつ便利でしょう．その医師の指示のもと，受診すべき医療機関を指示してもらえれば患者自身が判断して医療機関を捜すよりもより効果的な医療を受けることができます．

イギリスでは National Health Service を通じて GP(General Practitioner) がプライマリ・ケアを提供しています．種々の意見はありますが，参考になる制度と思います．

教育

　医学生や研修医を含めて医学教育の改革が必要となります．過去の教育では多くの時間が大学病院内の研修にあてられました．入院患者を対象にした研修が多いため，既に病名や診断，治療法までが決まっている患者です．難しく稀な疾患も初学者の医学生や研修医に割り当てられます．今後は外来研修を充実させ，症状を詳しく聞き出し，診断に至るプロセスを研修させることを追加すべきです．そのため大学病院だけでなく，指導医のもとで地域医療を実際担当している地域中核病院や診療所での研修が必要となります．

専門医の比率

　ジェネラルというスペシャリストの総合診療専門医不在が長引いたため，日本では臓器別専門医の研修を受けた医師がそれぞれのニーズに基づき一般診療を提供してきました．将来一般診療は総合診療専門医に，専門診療や特殊診療が必要な際には臓器別専門医によって行われるべきです．臓器別専門医への紹介の際，患者は総合診療専門医と十分相談した上で，詳細な病歴とともに紹介されるべきと考えます．総合診療専門医と臓器別専門医のお互いがお互いの強みを生かせることで，効率良い医療が患者に提供できます．そのため無造作な臓器別専門医数の増加は医療資源の無駄遣いとなります．ある人口構成地域でくも膜下出血症例数やクリッピング術数，それに基づく妥当な脳外科施設や医師数も統計から割り出すことは可能です．臓器別専門医の必要絶対数もある程度予測可能と考えます．疾患構成は時代と共に見直す必要はありますが，臓器別専門医と総合診療専門医の適当な割合を考慮する必要があります．

そのためにはそれぞれの専門医認定施設も専門医数のバランスを考慮すべきです．医学生個人の希望診療科は尊重されるべきですが，ある特殊な臓器別専門医に希望が集中した際には，米国での競争原理を取り入れたレジデンシープログラムのようなシステムが必要でしょう．

専門医レベルの維持

　総合診療専門医も臓器別専門医も専門医レベルを維持するために卒後教育は必須です．専門医資格は数年(5-7年)に1度は見直されるべきです．内科系であれば経験症例報告や筆記試験，外科系であれば執刀症例報告や5生率の報告など，それぞれの専門医認定機関で検討されるべきです．さらに，専門医レベルを維持している医師には，維持していない医師に比較して経済的なインセンティブや見返りが必要ではないでしょうか．一旦医学校を卒業したら，研修医が診療しても専門医が診療しても同じ診療報酬というのは間違った平等主義だと思います．

理想の総合診療専門医

　これから創設される日本の総合診療に，米国のやり方がすぐに当てはまるとは思っていませんが，かなりの部分は参考になると思います．臓器別専門医による弊害は米国でも日本でも同じ現象を経験しています．国民誰もが質の高い総合診療専門医を受診できる制度は，医療費の面からも診療の質の面からも推奨されるべきと考えます．

　識者らによる理想の医師像は私が考える総合診療専門医像の一つです．理想の総合診療専門医がどんなものかは，「自分や家族が病気になった時，どんな医者に診てもらい，どう対処して欲しいか？」を考えれば，答えはそこにあるはずです．

　日本で専門医としての「総合診療専門医」が決定されました．仏を作って魂を入れる時期の到来である．

病気になるのを待っているだけの医者は失格だ

・人々の望みは健康でいたいということで，必ずしも病気を治してもらうことではない．

・病気にならないための生活面のアドバイスと健康管理を日常的にしてくれて，万一の時は手持ちのデータベースを駆使してすぐに治療してくれるという医者がいたら，いくらでもお金を払う．

・医者は人々が病気にならないための「健康コンサルタント」になるべきだと思う．

「サラリーマン　サバイバル」より小学館文庫

現代のブラックジャック

・さすらいの手術の達人とは限らない．

・いくつもの病気を抱えている人について，必要な薬とそうでない薬を分けることができて，その人にとって一番いい治療法を判断できる医者かもしれない．

・あるいは往診をいとわず，家族などと上手にチームを組みながら，その患者が住宅で元気になれる一番いい方法を考えてあげられる人かもしれない．

・それとも，もっと患者の心理がわかって，患者の心を元気にすることで免疫機能を高め，患者の体まで元気にできる人かもしれない．

「医者をめざす君達へ」まえがきより　PHP

45 埼玉医科大学での新たな挑戦

神戸大学にさよなら

　赴任以来15年の長期に渡りお世話になった神戸大学は，兵庫県からの寄付講座「プライマリ・ケア医学」終了とともに，2015年3月で退職となりました．この間，本当に思う存分，好きな仕事ができたことを，関係者一同に感謝申し上げます．退職を迎えるにあたり，やはり身体が財産だと再確認し，一念発起してスポーツジムに通うこととしました．

スポーツジム

　体力増強，筋力アップとともに，28年前，久留米の陸上自衛隊幹部候補生学校で鍛えていただいたお蔭で勝ち得た「腹筋ボコボコの体」に再度なりたいと思ったのです．しばしば神戸大学の学生達に講義の際，「幹部候補生学校と言う所では心身ともに鍛えられ，今の私の身体からは想像つかないかもしれませんが，その当時は腹筋ボコボコだったのです．」と言いながら，誰も知らない過去の事実をもしかしたら誇張や歪曲して披露していることに，うしろめたさ感じるようになっていました．過去は過去で現在どうかが大事です．ここ10年余り週に1度，医学部のバドミントン部員として2時間の練習に参加していました．同世代の男性に比べ体力には自信があったのですが，，，．鏡で見る自分の腹筋は脂肪のベールにやさしく包まれ，遠慮してその存在を表さない奥ゆかしさを持続していました．

腹筋を鍛える

　スポーツジムのトレーナーとの初回面談がありました．
トレーナー「橋本さんの今回当ジムへの入会の目的は何でしょうか？ダイエットだとか，筋力アップだとか，，，？」

VII チャレンジし、あきらめない

私「腹筋ボコボコになりたいです.」
トレーナー「腹筋ボコボコですね. 他に希望はありませんか？」
私「クロールが上手く泳げるようになりたいことと，ゴルフのスイングが上手くなりたいことと，エアロビクスも経験したみたいです．ですが，何はさておき腹筋ボコボコです.」
トレーナー「わかりました．橋本さんは目的がはっきりしていますので，腹筋ボコボコになるようなメニューをお考えします．1か月で体重を3kg減量したいとか，上腕の筋力をつけたいとか，目的がより具体的に決まっている人の方が達成しやすいと思います.」
どの世界でも同じで，医師国家試験や専門医試験に合格したいという明確な目標があればモチベーションも上がるものです．

腹筋ボコボコメニュー

　面談後，インピーダンス法を用いた体組成測定機械により，私の身体は上腕の筋肉量が相対的に少ないことが判明しました．そういえば普段の生活ではペンと聴診器ぐらいしか上げ下げしていないなと，変に納得しました．私の希望と体組成測定結果をもとに，トレーナーが私に提示してくれたメニューが，Group Core(腹筋を重点的に鍛えるプログラム)，Group Active(有酸素運動，筋トレ，バランス，柔軟性増強プログラム)，Group Kick(パンチやキックと言ったボクシングや格闘技を組み合わせたプログラム)と言った Mossa Program (http://www.sportsoasis.co.jp/pgm/studio/p57/)のレッスン参加と，スイミングプログラム，さらに複数のマシンによる上腕，体幹のトレーニングでした．

カッコイイ高齢女性

　Group Kick に参加した時のことです．このレッスンはインストラクターが前に出て，20-30名の生徒(多くが高齢者でした)が音楽とともにインストラクターの身体に合わせた運動を一緒に行います．開始前に周りを見渡すと，どう見ても私より10-20歳は上の60後半から70歳の女性が8割を占め，細々と高齢男性が混じっていました．介護施設でのレク

リエーションかと思いきや，音楽が鳴りだしインストラクターの発声とともに女性たちが変身したのです．低く身をかがめ，ボクシングの攻撃・防御スタイルは，それはそれは素晴らしく絵になっていました．よくよく彼女たちを観察すると，上腕二頭筋も三頭筋も引き締まり，下肢においてはふくらはぎの筋肉（ヒラメ筋と腓腹筋）は隆々としていました．

インストラクター「ジャブ，フック，ストレートの際には憎い相手（旦那様を思い出して！と言ったような気がしました）が前に立っていると思って思いっきりパンチ！！」

インストラクターの掛け声とともに繰り広げられる女性たちのパンチやキックはとても鋭く，力強さを感じました．日頃見かける診察室の患者たちとは大違いです．この世のものとは到底思えず，日本人女性の長寿の理由の一つが分かった気がしました．

サルコペニア

サルコペニア（sarcopenia）とは進行性および全身性の骨格筋量および骨格筋力の低下を特徴とする症候群のことを指し，当初は骨格筋肉量の減少を定義としていましたが，徐々に筋力低下，機能低下も含まれるようになりました．虚弱老人の多くがサルコペニアであります．確かに筋骨隆々とした高齢患者は見たことがありません．超高齢社会に突入した日本では虚弱老人を予防する上でも，スポーツジムに通い筋トレを行うことは推奨されるべきことと実感しました．

兵庫県健康財団

神戸大学在任中の外勤先として，15年間におよび兵庫県健康財団にお世話になりました．兵庫県健康財団では人間ドックを含めた健診や，がん検診を広く実施しています．施設内だけでなく，広く兵庫県下に出張健診も行っている施設です．私は臨床研究の実施場所として活用させていただき，前述した「妊娠出産と動脈硬化度」の論文はここでのデータから作成しました．

Ⅶ　チャレンジし、あきらめない

　神戸大学退職に伴い，4月以降の外勤継続が困難なことを熊谷仁人所長にお話ししました．その際，誠に有難いことに熊谷所長から兵庫県健康財団の非常勤嘱託医としてのオファーをいただき，継続して勤務することが可能となりました．2015年4月から神戸市内はもとより明石，西宮，淡路島，スプリング8，但馬 etc.，と様々な地へ赴き，出張健診に参加できました．健診に携わる多職種の方々との共同作業は，IPW(interprofessional work) そのもので，貴重な体験をすることができました．

埼玉医大

　上述のごとく身体が財産と認識し，腹筋を鍛えてジム通いの最中のことです．埼玉医大で「高齢者を総合的な見地から診療できる人材を探している」との情報を東大老年科秋下教授からいただき，縁あって総合診療内科教授として7月に赴任することとなりました．生まれが群馬で，防衛医大が埼玉県所沢ですので，まさに地元に帰ってきた感じです．着任する前に，金澤實病院長，織田弘美整形外科教授，中元秀友総合診療内科教授にお会いし，埼玉医大が，

　　基本理念　限りなき愛
　　標語　Your happiness is our happiness.

を掲げていることの説明を受け，新たな感動を覚えました．お話を伺えば伺うほど，私自身が心がけてきた診療方針と一致します．総合臨床医になりたくて防衛医大に入った人間が，再びここ埼玉の地に戻って来たのは，運命だったのだとさえ感じています．今後はここ埼玉医大で良質な総合診療専門医養成を図っていく所存です．

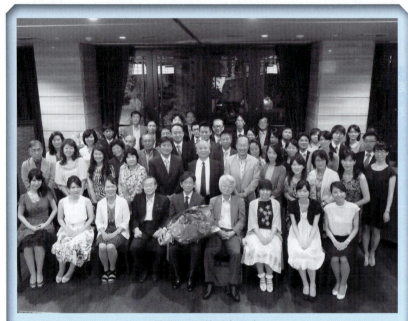

神戸での送別会写真
平成 27 年 6 月 20 日オリエンタルホテル　神戸・旧居留地にて

Appendix 総合診療専門医プログラム
平成 27 年 4 月 20 日「総合診療専門医に関する委員会」からの報告は下記参照
http://www.japan-senmon-i.jp/document/150421.pdf

Index

英文

Application 願書出願　45
EBM と Sanford　85
ECFMG(Educational Commission for Foreign Medical Graduates)　42
Family Practice Residency の面接　67
Family Practitioner（家庭医）とは　73
Family Practice Residency　82
FMGEMS（Foreign Medical Graduate Examination in Medical Sciences）　51
French Paradox　169
Millis Commission Report
Willard Committee　72
Sanford　46

あ

アタック25　220
アフリカで論文執筆　132

い

医学教育カリキュラム　24
医者が健康でいること　140
遺書　26
医師を志す皆さんへ　230
今できることは何かを考える　162

え

英語での失敗談　91
エビデンスを創る臨床研究　168

お

おむつかぶれ　96

か

学生生活　31

き

寄付講座　206
京大胸部疾患研究所　62

け

結婚　65
研修医生活　37
研修終了と専門医試験　110

こ

後輩医師の教育は先輩医師の使命　75
神戸大学総合診療部　186

さ

埼玉医科大学での新たな挑戦　258
サンフォード感染症治療ガイド　46

し

事故に対する対処法　145
上級 resident の役割　103
女性ホルモンの抗動脈硬化作用　126
新臨床研修制度　200
進路決定　29

す

杉浦千畝　99

263

Index

そ
総合診療　7
総合診療医　12
総合診療部　外来診察室　197

た
「大リーガー」医招聘　206
男性読者限定　116

ち
地下鉄サリン事件　148

と
Dr.Reed との出会い　76

に
日米医学医療交流財団　59
妊娠出産経験と動脈硬化－あきらめない論文投稿　210

は
パイオニア　7
阪神淡路地震　148

ひ
東日本医科学生総合体育大会（東医体）　18

ふ
プライマリ・ケア医学　206

へ
米国での臨床研修開始まで　45
米国臨床留学　58
米国 Family Practice の歴史とプログラム　70

め
めげない　222
メンター　3

も
問題研修医　105

や
「やめたら」との戦い　58

よ
要領の良いアメリカ人　94

り
理想の総合診療医とは　253
臨床教育の重要性－SP 参加の医療面接　198
臨床研究の被検者の方々との思い出　153
臨床研究の面白さ　126

ろ
論文審査　213

「総合診療医　メンターブックス」シリーズ　②
総合診療医クロニクル

2015年11月30日　第1版第1刷 ©

著　　者　橋本　正良
発 行 人　尾島　茂
発 行 所　株式会社　カイ書林
　　　　　〒113-0021　東京都文京区本駒込4丁目26-6
　　　　　電話　03-5685-5802　FAX　03-5685-5805
　　　　　Eメール　generalist@kai-shorin.co.jp
　　　　　HPアドレス　http://kai-shorin.co.jp
　　　　　ISBN　978-4-904865-24-8　C3047
　　　　　定価は裏表紙に表示

印刷製本　モリモト印刷株式会社
　　　　　© Masayoshi Hashimoto

JCOPY ＜(社)出版者著作権管理機構　委託出版物＞
　本書の無断複写は著作権法上での例外を除き禁じられています．複写される場合は，そのつど事前に，(社)出版者著作権管理機構(電話 03-3513-6969, FAX 03-3513-6979, e-mail: info@jcopy.or.jp) の許諾を得てください．

総合診療医を目指す人のための「メンターシリーズ」好評発売中

1 総合診療医メンターブックス「理論と直感で危険なサインを見抜く」

①佐仲　雅樹　著
「理論と直感で危険なサインを見抜く」
2013年刊行　A5判，132ページ，本体価格2,800円＋税
ISBN 978-4-904865-11-8

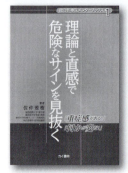

推薦のことば：わが国で，総合医とは何かが今，具体的に問われ始めています．19番目の専門医として国が認めようとしています．ただ内科医，外科医とかの横一列に総合医を置くようなコンセプトではなく，横にいる18部門の医師も実は総合的なトレーニングを受けないといけません．その意味で本書は，19番目の総合医を目指している医師の方々ばかりでなく，18部門のカテゴリーの方々こそ読んでいただきたい．その意味で，本書はすべての医師が読むべき本であると思います．

さらに本書は，看護師，薬剤師にも有用な本であると思います．他書に書かれている内容と比べて，オリジナリティが飛びぬけています．もっとも重要な事柄を記載した本がない現状で，本書は，その奥深さで類を見ません．すべての医学部，看護学部，薬学部でテキストとして利用することをお勧めします．（ＪＣＨＯ本部顧問　徳田安春先生）

2 総合診療医メンターブックス「総合診療医クロニクル」

②橋本　正良　著
「総合診療医クロニクル」
2015年刊行　Ａ5判　250頁　本体価格　本体価格2,800円＋税
ISBN 978-4-904865-24-8

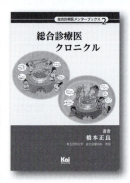

推薦のことば：橋本正良先生は，国内外においての様々な診療のご経験を通じ，日本に存在のなかった総合診療の道を切り開き，総合診療医のパイオニアとして長く活躍してこられました．そして，卓越した診療能力に加え，温かなお人柄で丁寧に一人ひとりの患者さんに対応される姿は，診療医の鑑とも言えます．また若手医師や学生に対する優れた指導力も持ち合わせており，これから多くの後継者を育てていただけるものと期待しております．また診療においては，出来うる限り一人の医師が，一人のご高齢の方の健康や疾病の相談に乗る高齢者のワンストップ外来の責任者としてご活躍いただくことを期待しております．本書が，これからの総合診療医を目指す方々を含め，総合診療医のパイオニアとしての橋本先生の貴重な経験を本書を通じて追体験していただく絶好の書となることを願ってやみません．（埼玉医科大学理事長　丸木清之先生）

詳細はHPをご覧下さい　http://kai-shorin.co.jp/product/index.html

Kai SHORIN　株式会社カイ書林
〒113-0021　東京都文京区本駒込4丁目26-6 上原ビル1
TEL：03-5685-5802　FAX：03-5685-5805
E-mail：generalist@kai-shorin.co.jp